김성호 박사의

홍조 탈출
가이드북

김성호박사의
홍조탈출 가이드북

초판인쇄__2020년 6월 3일
초판발행__2020년 6월 8일

지은이__김성호
펴낸이__한미경
펴낸곳__예나루

등록__2006년 1월 5일 제106-07-84229호
주소__서울특별시 용산구 원효로 268, 1동 202호(원효로 1가, 디아뜨센트럴)
전화__02-776-4940
팩시밀리__02-776-4948

ⓒ 김성호, 2020

ISBN__89-93713-28-2 13510

일원화 공급처__(주)북새통
서울특별시 마포구 월드컵로36길 18, 902호(성산동, 삼라마이다스)
전화__02-338-0117 팩시밀리__02-338-7160~1

홍조 탈출 가이드북

홍조의 늪에서 탈출하려면
근본원인을 찾아야 한다.
원인만 찾으면 홍조 탈출은
생각보다 간단하다.

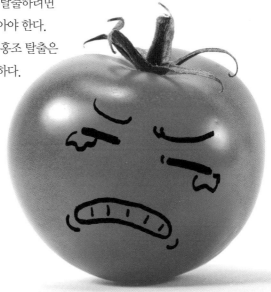

들어가면서

서울역 근처에는 홈리스homeless들이 많습니다. 자욱한 미세먼지 속에서 변변치 못한 식사로 하루를 보내는 분들입니다. 제대로 씻지 않아 역한 냄새가 납니다. 자외선에 그대로 노출되고, 클렌징은커녕 세안조차 하지 않는 이들에게 피부질환이 발생해도 전혀 이상하지 않을 겁니다.

그렇지만 그들의 모발이나 피부는 생각보다 훨씬 건강합니다. 헝클어진 모발이지만, 굵고 힘이 있습니다. 머리를 자주 감지 않으면 피지가 모발의 생장을 막아 탈모가 된다는 이야기가 얼마나 허구적인 것인가를 여실히 보여주고 있습니다.

얼굴도 마찬가집니다. 씻지 않아 지저분하긴 하지만 피부는 건강해 보입니다. 자외선 차단 크림을 바르지 않아도 피부암에 걸리는 일도 없고, 홍조도 없습니다. 보습크림을 바르지 않아도 얼굴엔 기름기가 자르르 흐릅니다.

그들의 피부가 건강한 이유는 무엇일까요? 비밀은 단순한 데 있습니다. 우리의 상식과는 정반대로 '세안을 하지 않았다'는 것이 비밀입니다. 너무 잘 씻어내는 것이 피부를 망치는 주범입니다. 피부는 아무것도 하지 않는 것이 가장 좋은 관리법입니다. 특히 요즘 필수적이라고 하는 클렌징을 하지 않았다는 것이 이들의 관리법입니다. 클렌저의 주성분은 합성 계면활성제입니다.

합성 계면활성제는 피부 단백질을 변성시키고, 세포까지 파괴합니다. 피부보호막은 클렌저의 파상적인 공격에 매일같이 조금씩 손상되어갑니다. 회복되는 속도보다 더 빠르게 손상되다 보니 피부는 시간이 갈수록 얇아질 수밖에 없습니다. 피부보호막이 얇아지면 피부는 민감해지고, 외부 환경변화에 예민하게 반응합니다. 감정의 기복에 따라, 혹은 운동 후나 술을 마신 후에 열감이 분출하기도 합니다. 병원을 찾으면 붉은 정도에 따라 홍조나 주사라는 말을 듣게 됩니다.

홍조의 대부분은 이런 양상을 띠고 있습니다. 폐경기 호르몬에 의한 홍조로 알고 있는 것도 따지고 보면 피부보호막 손상으로 인한 홍조인 경우가 더 많습니다. 피부보호막을 손상시키는 범인은 클렌저합성 계면활성제라고 할 수 있습니다. 각질 제거나 스크럽 등은 공범이라고 할 수 있습니다.

즉, 홍조의 가장 큰 원인은 과도한 클렌징입니다. 클렌징에 대해 비판하는 것은 쉽지 않은 일입니다. 클렌징이 반드시 필요하다는 믿음이 신념처럼 자리 잡고 있는 상황에서는 더더욱 그렇습니다. '화장은 하는 것보다 지우는 것이 중요하다'는 광고 문구에서 자유로운 사람은 없어 보입니다.

그런데 따지고 보면 인간이 클렌저를 사용한 것은 고작 수십 년에 불과합니다. 클렌저 등장 이후 수천 년 동안 지속해왔던 물 세안, 비누 세안 등은 모두 잘못된 것으로 낙인찍혀 버렸습니다.

그렇다면 어떻게 씻는 것이 좋을까요? 언젠가 이런 질문을 받은 적이 있습니다.

"클렌징은 어떻게 해야 하나요? 30초 정도는 세안제를 피부에 문지르라고 하는 글도 있고, 최소 1분 동안 문지르라는 의사도 있던데, 몇 분 정도 세안제를 피부에 문질러야 하나요? 아버지는 비누로 10초 정도 문지르고 헹구시는데도 피부가 좋습니다."

올바른 세안법에 대한 해답은 이 아버지에게 있습니다. 아버지는 10초 정도 대충 문질렀다는데, 왜 꼼꼼하게 세정하는 딸보다 피부가 더 좋을까요? 꼼꼼한 클렌징을 하지 않았기 때문입니다. 합성 계면활성제로 1분씩이나 문질러대면 어떻게 될까요? 꼼꼼한 세안이 해답이라면 서울역 앞 노숙자들은 모두 피부에 심각한 질환이 생겨야 할 겁니다.

물론 이것이 일반적으로 알려진 상식과는 너무나 거리가 먼 내용일 겁니다. 그렇습니다. 상식과 분명히 다른 주장입니다. 그런데 상식이 옳다면 왜 문제를 해결할 수 없을까요? 문제를 해결할 수 없다는 것은 상식이 잘못되었다는 증거가 아닐까요? 왜 병원에서는 홍조나 주사에 대해 해결할 수 없고, 관리만 할 수 있다는 말을 할까요? 홍조의 원인을 알지 못하는데 해결책은 또 어떻게 제시할 수 있겠습니까?

이제 홍조에 대한 새로운 관점이 필요할 때입니다. 현재의 관점으로 문제를 해결할 수 없다면 새로운 관점으로 봐야 하지 않을까요?

이 주장이 전혀 새로운 것은 아닙니다. 계면활성제에 의해 피부보호막이 손상된다는 주장은 이전부터 있었지만, 아무도 눈여겨 보지 않았을 뿐입니다. 저는 이런 연구 결과를 토대로 수없이 많은 치유 및 악화 현상을 지켜봐왔고, 이를 통해 이 주장이 옳다는 것을 확신할 수 있었습니다.

저는 상식이나 이론보다는 실제 현상이 더 중시되어야 한다고 생각합니다. 세상의 그 어떤 이론도 현상을 넘어설 수는 없습니다. 과학적 이론은 현상을 설명하기 위한 것일 뿐입니다. 자신이 알고 있는 이론과 다르다는 이유로 실제로 나타나는 현상을 잘못된 것이라고 규정하는 것이야말로 비과학적인 태도입니다.

이 책은 모두 3장으로 구성되어 있습니다.

1장에서는 피부에 대한 올바른 정보를 담았습니다. 우리가 알고 있는 피부 상식이 피부의 생리에 맞지 않는다는 사실을 밝히고, 잘못된 피부 상식이 홍조 피부를 만드는 데 어떤 역할을 하는지에 대해 다루고 있습니다.

2장에서는 피부에 대한 잘못된 상식이 어떤 피부 관리 습관을 만드는지에 대해 알아보고자 합니다. 구체적인 사례와 최신 연구 결과를 바탕으로 잘못된 피부 관리 습관이 피부를 망치는 주범이라는 사실을 공개합니다.

3장에서는 홍조에서 탈출하는 피부관리법을 소개합니다. 1장과 2장에서 정리한 자료를 바탕으로 피부 생리에 맞는 관리법은 어떤 것이 있는지 소개하고, 홍조 치유를 앞당길 수 있는 노하우를 알려드리고자 합니다.

마지막으로 피부장벽 회복을 통해 홍조에서 탈출하신 분들의 사례를 모아 부록으로 엮었습니다. 직접 체험하신 분들의 생생한 경험담은 물론 실제 사진을 보시면 홍조 탈출이 그리 어려운 일이 아니라는 것을 실감하실 겁니다.

이 책은 실제 현상을 가장 중시합니다. 홍조를 실제로 극복하신 분들의 사례를 소개하고, 그것이 어떤 원리에 의해 치유되었는지 이론적 근거를 제시하고 있습니다. 홍조를 유발하는 원인에서부터 메커니즘 및 해결책이 궁금하시다면 이 책에서 해답을 찾을 수 있을 겁니다.

홍조가 두려운 것은 그것에 대해 잘 모르기 때문입니다. 홍조의 정체를 알면 두려움은 연기처럼 사라질 것입니다. 홍조가 얼마나 단순한 문제인지 알게 되면 허무함이 밀려올지 모릅니다.

차례

Chapter 1

잘못된 피부 상식

홍조는 치유할 수 없다? ▪ 14

얼굴에서 열이 난다고 모두 홍조는 아니다 ▪ 17

홍조 해결의 지름길은 원인 파악이다 ▪ 22

피부가 무너지면 나도 무너진다 ▪ 25

피부장벽 손상이냐, 아니냐? ▪ 30

혁명적인 피부보호막 0.1mm ▪ 35

각질은 악마가 아니다 ▪ 42

천연 에멀전보다 좋은 화장품은 없다 ▪ 47

약산성 피지막은 세균의 작품 ▪ 51

항균 제품은 피지막을 파괴한다 ▪ 54

유분 과다 화장품은 피하라 ▪ 57

피부 관리 상식에 속지 말라 ▪ 61

Chapter 2

홍조를 부르는 피부 관리 습관

클렌징은 피부에 대한 테러다 ▪ 72

합성 계면활성제 VS 천연 유래 계면활성제 ▪ 78

필링과 스크럽은 피부 파괴의 특급열차 ▪ 88

동상(凍傷)도 홍조의 원인이 된다 ▪ 92

샴푸도 홍조의 적이다 ▪ 96

레이저로 혈관을 수축시킨다? ▪ 104

레이저 시술 피부는 회복도 느리다 ▪ 112

부정적인 생각이 치유를 방해한다 ▪ 118

스테로이드도 홍조의 원인이 된다 ▪ 121

엘리델과 프로토픽, 안면홍조의 원인 ▪ 131

독성이 없는 약은 없다 ▪ 137

LED 마스크는 홍조에 도움이 안 된다 ▪ 141

산성수, 수소수, 알칼리수는 피하라 ▪ 147

커피, 술, 담배, 운동은 홍조와 무관하다 ▪ 152

Chapter

3

홍조에서 탈출하는 피부관리법

자연이 가르쳐준 세안의 비밀 ▪ 158

피부보호막 재생의 메커니즘 ▪ 163

비누는 피부에 손상을 주지 않는다 ▪ 169

숙면이 꿀피부를 보장한다 ▪ 176

긍정적인 생각이 치유를 앞당긴다 ▪ 181

단백질을 섭취해야 한다 ▪ 184

위장 기능이 좋으면 치유가 빨라진다 ▪ 192

천연의 비타민을 먹으라 ▪ 196

장내 미생물 생태계 복원이 핵심이다 ▪ 203

Appendix

부록

홍조의 터널에서 탈출한 영웅들

홍조에서 완전히 해방될 날을 꿈꾸며 ▪ 210

정말 살맛 나게 해준 자미원! ▪ 212

다른 분들의 치유 경험담이 굉장히 공감이 되더라구요 ▪ 214

세상 끝날 것 같은 절망감에서 해방되었어요 ▪ 216

홍조와 주사, 그 악몽에서 구해준 자미원 ▪ 220

홍조가 있으면 모공이 넓어진다는 것은 거짓말 ▪ 223

홍조로 인한 우울증에서 해방되었습니다 ▪ 226

홍조로 인한 10년간의 고통에서 벗어났습니다 ▪ 229

자미원 홍조 세트 3개월 이용 후기입니다 ▪ 232

홍조는 물론 블랙헤드에도 효과가 있네요 ▪ 236

피부과 도움 없이도 홍조가 치유되네요 ▪ 239

얼굴이 붉어지지 않으니 웃을 일이 많아집니다 ▪ 241

피부도 살리고 이미지도 지키는 선순환을 찾았습니다 ▪ 244

홍조와 트러블이 좋아지고, 코 모공도 작아지고 있습니다
　　　▪ 246

코 모공이 줄어들고 있어요 ▪ 248

주사 피부염으로 진단받은 상태에서 희망을 만났어요 ▪ 251

19일 만에 여드름이 없어지고, 붉어짐도 좋아졌습니다 ▪ 254

피부 재앙의 원인은 클렌저에 있었습니다 ▪ 256

홍조는 물론 검버섯까지 없어졌어요 ▪ 259

탈모병원에서도 샴푸의 계면활성제에 대해서는 말해주지
　　　않았어요 ▪ 261

홍조는 열이 솟구치는 것과 상관없더라고요 ▪ 264

홍조가 없으니 정말 행복해요 ▪ 266

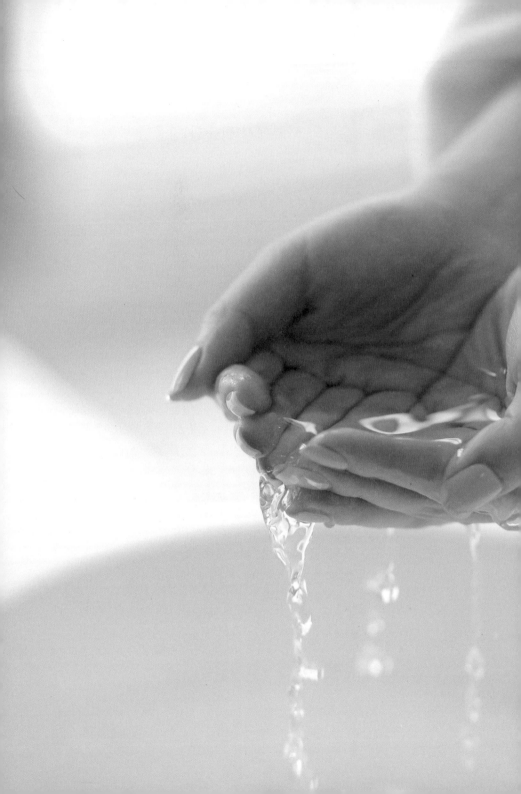

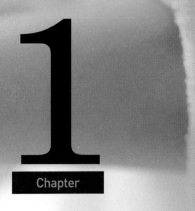

1
Chapter

잘못된 피부 상식

우리가 알고 있는 지식이나 상식이 잘못된 것이라면 어떨까요?
우리의 상식이 누군가의 이익을 위해 조작된 것이라면 어떻게 대응해야 할까요?
1장에서는 우리가 알고 있는 피부 상식 중 피부의 생리에 맞지 않는 잘못된 부분을 지적하고,
잘못된 피부 상식이 홍조 피부를 만드는 데 어떤 역할을 하는지에 대해 살펴보고자 합니다.
이를 통해 피부와 피부 생리에 대한 올바른 상식을 전하고자 합니다.

홍조는 치유할 수 없다?

왜 병원에서조차 홍조는 치유할 수 없고, 평생 관리해야 하는 병이라고 말할까요?

홍조란 얼굴, 목, 머리, 가슴 부위의 피부가 갑작스럽게 붉게 변하면서 열감이 나타나고 전신으로 퍼져나가는 증상입니다. 서울대학교병원 의학정보를 이용해 '홍조'라는 단어를 검색해보면 이렇게 나옵니다. 홍조의 열감은 약 2~4분간 지속되며, 발한이나 심계항진을 동반할 수도 있다고 합니다.

홍조를 이야기할 때 빠뜨릴 수 없는 것이 바로 갱년기입니다. 의학정보에서도 '폐경기에 흔한 증상의 하나로, 폐경기 여성의 60% 이상이 안면홍조를 경험한다'고 말합니다. 홍조의 원인과 관련해서도 갱년기 호르몬 변화가 가장 먼저 언급됩니다.

두 번째로 많이 언급되는 것이 감정 변화에 의한 홍조입니다. 이 경우는 여성이 남성에 비해 훨씬 더 많다고 합니다.

세 번째는 얼굴 중앙부특히 코에 발생하는 만성 염증성 질환인 주사 rosacea 같은 피부 질환에서도 홍조가 발생할 수 있다고 합니다.

네 번째는 식품에 의한 것으로 히스타민이 포함된 발효성 식품, 알코올, 치즈, 초콜릿, 맵거나 뜨거운 음식 등으로 인한 홍조가 있습니다.

다섯 번째는 항고혈압제, 협심증 약제, 발기부전 치료제 같은 약물에 의해서도 안면홍조가 나타날 수 있으며, 일부 진통제나 위장약도 안면홍조를 유발할 수 있다고 합니다.

치료법은 심하지 않은 경우 생활습관을 바꾸는 것이 좋다고 합니다. 규칙적인 운동, 콩류 중심의 식사, 비타민E 섭취 등을 권합니다. 또 맵거나 뜨거운 음식을 되도록 피하고, 음주도 하지 않는 것이 좋다고 합니다. 홍조가 심한 경우에는 호르몬 처방이나 레이저 시술을 권하는 병원이 많다고도 합니다.

역시 전문가들이 만든 자료는 다르다는 느낌이 듭니다. 정리된 자료만 봐도 반쯤은 치유된 것 같은 생각이 들 정도입니다.

그런데 왜 병원에서조차 홍조는 치유할 수 없고, 평생 관리해야 하는 병이라고 말할까요? 심지어 왜 주사인지 홍조인지에 대한 진단조차 병원마다 다르게 나오는지 알 수가 없습니다.

50대 중반의 최○○ 씨도 이런 일을 겪었다고 합니다. 얼굴이 심하게 붉어지고 열이 나서 병원을 찾았는데 병원마다 진단이 다르게 나왔다고 합니다. 부천의 ○○병원에서는 홍조라고 진단하고, 서울의 ○○대학병원에서는 주사라고 했다고 합니다. 서울대병원 자료를 참고로 살펴보면, 주사는 '얼굴 중앙부에 발생하는 만성 염증성 질환'이며, 이로 인해 홍조가 발생할 수 있다고 했습니다.

그렇다면 최 씨의 경우에는 단순한 홍조일까요, 아니면 주사로 인한 홍조일까요? 전문가들조차 헷갈리다 보니 전문지식이 없는 일반인으로서는 알 도리가 없습니다. 진단조차 제대로 되지 않으니 원인은 더더구나 알 수 없는 노릇입니다.

최 씨는 "치료는 할 수 없고, 평생 관리하면 되는 병"이라는 의사의 말을 듣고 더는 병원을 다닐 수 없었습니다. 한의원을 찾았지만 결과는 마찬가지였습니다. 한의원에서는 홍조에 대해 '열이 오르는 병'이라며 열을 내려주는 한약만 계속 먹으라고 했고, 한약을 계속 먹은 결과 손발이 차가워지는 수족냉증이 생겼다고 합니다.

마지막으로 기댄 것은 민간요법이었습니다. 좋다는 방법은 안 해본 것이 없을 정도였는데, 경제적인 부담도 문제였지만 언제 끝날지 모르는 고통이 더욱 힘들었다고 합니다. 해마다 여름이 시작되면 얼굴이 뜨거워지고 통증이 왔습니다. 붉은 얼굴은 화장으로 가려도 마치 도깨비처럼 보였습니다. 급기야 스테로이드끼지 바르게 되었고, 결국 부작용이 나타나고 말았습니다. 멀쩡한 피부도 스테로이드를 바르고 한두 달 후면 붉은 염증이 생기고 열이 나며, 심할 경우 진물이 흐르는 것이 현실입니다.

왜 이런 상황에 빠지게 되었을까요? 처음부터 원인분석을 하지 않고 증상만 해결하려다 보니 스테로이드를 사용하게 되었고, 그것이 증상을 더욱 악화시킨 것은 아닐까요?

얼굴에서 열이 난다고 모두 홍조는 아니다

중년여성에게 피부장벽 손상으로 인한 홍조가 많이 나타나는 이유는 무엇일까요?

최 씨의 얼굴에서 열이 난 이유가 호르몬 때문일까요? 혹시 피부장벽 손상의 문제는 아닐까요? 홍조의 원인에 대한 분석은 어디서부터 시작해야 할까요? 갱년기 홍조의 경우 감정 변화가 극심해지며 안면홍조, 가슴 두근거림, 화병, 불면증 등 다양한 증상을 겪게 됩니다. 이런 증상들이 있다면 호르몬 변화를 의심해볼 필요가 있지만, 단순히 얼굴만 붉어진다면 피부장벽 손상일 가능성이 높습니다.

얼굴에서 열이 나는 증상은 생명현상의 하나입니다. '추운 곳에 있다 더운 곳에 들어가면 얼굴이 후끈 달아오른다' '운동 후 얼굴에서 열이 난다' '술을 마시면 얼굴에서 열이 난다' '감정의 변화가 조금만 있어도 얼굴에서 열감이 느껴진다' 등의 현상은 누구나 겪는 것입니다. 다만 그 정도에서 차이가 있을 뿐입니다.

기온이 올라가면 피부 혈관이 열리고, 혈액이 몸의 표면으로 확장되는 것은 당연한 것입니다. 피부를 공기와 최대한 접촉시킴으로 몸의 온도를 조절하기 위한 것입니다. 반면 기온이 떨어지면 피부 혈관이 수축하고 혈액이 내장으로 모여 체온의 발산을 막습니다. 우리 몸은 이런 조절 작용을 통해 평균적인 체온을 유지하게 됩니다. 이런 작용을 신경성 조절이라고 부릅니다.[1]

얼굴에서 열이 난다고 해서 걱정할 필요는 전혀 없습니다. 얼굴에서 열이 나는 현상도 좀 더 세분화해볼 필요가 있습니다. 열이 얼굴에서만 나는지, 목부터 얼굴까지 나는지, 상반신 전체에서 나는지 주의 깊게 살펴보아야 합니다. 만약 얼굴에서만 열이 난다면 피부장벽 손상으로 인한 홍조일 가능성이 아주 높습니다.

얼굴에 열이 나 한의원을 찾으면 거의 대부분 '심장에 열이 차 얼굴로 올라온 것'이라는 진단을 내립니다. 수족냉증이 있는 분도 예외가 아닙니다. 10여 년 동안 홍조로 고생하던 김○○ 씨도 한의원을 찾았더니 '열이 올라온 것'이라는 진단을 들었다고 합니다.

"레이저 치료를 받아도 홍조가 해결되지 않아 포기하고 있었는데 우연히 한의원을 가게 되었습니다. 거기서 제 피부를 보고 '심장에 열이 많다. 순환이 안 된다. 얼굴에 있는 열을 밑으로 내려줘야 한다'며 한약을 먹어야 한다고 했습니다. 어떻게든 고쳐보고 싶어 처방대로 한약을 먹었지만 수족냉증만 더 심해졌습니다."

그렇다면 중년여성에게 피부장벽 손상으로 인한 홍조가 많이 나타나는 이유는 무엇일까요? 저는 갱년기 호르몬이 아니라 클렌저가 원

---

1) 미키 시게오, 『태아의 세계』, 황소연 역(서울: 바다출판사, 2014), p.53.

인이라고 생각합니다. 40~50대 중년여성이라면 메이크업을 많이 할 것이고, 그만큼 클렌저를 오랫동안 사용했을 것으로 추정됩니다. 클렌징으로 인한 피부장벽 손상이 나타나는 시기와 갱년기라는 시기가 겹치다 보니 갱년기 호르몬이 주범으로 낙점되지 않았나 생각됩니다.

호르몬을 주범으로 몰아야 시장이 형성된다는 현실적인 이유도 있지 않을까 추정해봅니다. 환자가 호르몬 조절을 위해 병원을 찾게 되면, 건강보조식품이나 한약 등을 먹게 됩니다. 결국 병원, 약국, 건강보조식품업체, 한의원 등이 수혜자가 되는 것입니다. 반면 클렌저가 문제라고 하면 클렌저 생산업체만 타격받을 뿐, 새로운 시장 형성은 기대할 수 없지 않을까요?

국민건강보험공단이 발표한 자료에 따르면, 2011년부터 2015년까지 홍조로 병원을 찾은 환자는 꾸준히 증가했으며, 여성이 남성에 비해 최대 5배 가까이 많은 것으로 나타났습니다.[2]

왜 이런 결과가 나왔을까요? 복잡한 해석이 필요한 부분이 아닙니다. 남성에 비해 여성이 클렌저 사용률이 높다는 의미고, 같은 클렌저를 사용하더라도 여성의 피부가 남성에 비해 약하기 때문입니다. 요즘은 젊은 남성들도 홍조가 많은데, 이 역시 클렌저를 과다하게 사용한 결과로 보입니다. 홍조의 원인이 클렌저에 의한 피부장벽 손상이라고 본다면, 여성 안면홍조 환자가 남성의 최대 약 5배에 달하는 의문도 쉽게 해소됩니다.

---

[2] 10대의 경우, 여성 환자가 남성의 1.88배, 20대는 1.9배, 30대는 2.87배였고, 40대는 4.67배, 50대는 3.6배의 차이를 보였습니다.

홍조를 극복할 수 있는 방안은 간단합니다. 클렌저 사용을 중단하고 물이나 비누 세안으로 바꾸기만 하면 됩니다. 이렇게 간단한 습관만 바꿨는데도 홍조에서 벗어난 사례가 많습니다. 이렇게 명확한 결과를 반박할 수 있는 이론이 있을까요?

조○○ 씨도 물 세안만으로 홍조에서 탈출할 수 있었습니다. 조 씨는 항히스타민제도 복용하고, 스테로이드 연고도 사용했습니다. 리바운드[3]가 걱정되어 스테로이드를 중단하자, 코 옆과 볼 부분에 좁쌀 여드름이 솟구쳤고, 얼굴 전체에 염증이 생겼습니다.

병원에서는 지루성 피부염이라고도 하고, 주사 초기라고도 했습니다. 처방은 언제나 스테로이드나 항생제 등이었습니다. 그러다 유튜브에서 자미원 영상을 접하게 되었는데, 모든 게 피부장벽이 무너져 생긴 현상이며 물 세안이 해결책이라는 내용이 마음에 와닿았다고 합니다. 그래서 그날부터 클렌저를 버리고 물로만 세안을 했습니다.

"정말 놀랍게도 아침에 일어나 보니 거의 두세 달 동안 피부를 괴롭혀왔던 홍조와 좁쌀이 50%는 줄어들어 있었습니다. 기적을 보는 것 같았습니다. 그동안 청결한 피부를 위해 폼클렌징으로 열심히 닦았는데 …. 이렇게 간단하게 물 세안만으로 좋아질 수 있다는 것이 믿기지 않았습니다. 정말 단지 물 세안만 했을 뿐인데 …."

---

3) 리바운드란, 약물을 급격히 감량하거나 중지하면 약물로 조절되던 질환이 반동적으로 약을 사용하기 전보다 악화되는 현상을 말합니다.

물 세안 3일째에는 70%가 개선되었고, 비닐처럼 얇았던 피부결도 50% 이상 회복되었습니다.

조 씨의 경우는 피부장벽 손상이 경미했던 것으로 생각됩니다. 리바운드 현상이 없었던 것도 의외입니다. 대개의 경우 스테로이드를 사용하다 중단하면 리바운드 현상이 발생하는데, 이분은 그런 현상도 없이 회복된 다소 예외적인 사례입니다.

홍조 해결의 지름길은 원인 파악이다

증상을 완화하는 데 집중하는 의학은 나쁜 의학으로 가는 지름
길입니다. 증상을 유발한 근본적 요인을 제거해야 됩니다.

"언제부터 그런 증상이 생겼나요?"

홍조 등 피부질환으로 상담을 하는 분에게 가장 먼저 던지는 질문입니다. 피부 문제를 해결하기 위한 지름길은 문제의 근본적인 원인을 알아내는 것입니다. 문제가 생겼을 때는 스스로에게 진지하게 질문을 던져볼 필요가 있습니다. 누구보다도 자신이 가장 잘 알기 때문입니다. 곰곰이 생각해보면 문제가 발생한 즈음에 어떤 변화가 시작되었을 겁니다.

증상이 비슷하다고 해서 원인이 같다고 볼 수 없으며, 치료법이 동일하다고 할 수도 없습니다. 대개 인터넷에서 사진만 보고 자신과 같은 병이라고 생각하기 쉽습니다. 어떤 사람이 뭘 먹거나 발라서 나았다고 하면 앞뒤 가리지 않고 따라 하다 더욱 심해지는 경우도 허다합니다.

한때 식초 세안이 유행한 적이 있습니다. 식초는 피부장벽을 녹이는 성질을 갖고 있습니다. 거친 피부의 경우에는 식초 세안 후 매끄러움을 느끼게 됩니다. 하지만 피부가 얇은 경우라면 어떻게 될까요? 레몬즙을 이용한 방법도 마찬가집니다.

문제의 원인을 정확하게 파악할수록 문제해결은 빨라질 수 있습니다. 병명은 같아도 증상은 사람마다 다르게 나타나며, 약에 대한 반응도 모두 다르게 나타날 수 있습니다. 표준적인 치료라는 것이 통용될 수 있는 환경이 아닙니다. 개인에 따라 치료법이 미묘하게 다를 수 있으며, 같은 약제라도 조심해서 다루어야 합니다.[4)]

현대 의학은 진단과 감염증, 응급질환, 외상에는 매우 탁월합니다. 하지만 대증치료對症治療에 집중하는 아쉬움이 있습니다. 눈앞의 증상만 억제하고자 하는 대증요법만으로는 근본적인 치유가 어렵기 때문입니다. 부분적으로 나타나는 증상을 억누르면 당장은 치료가 된 것 같지만, 자연치유 작용을 억제당한 몸은 병이 더욱 악화될 수 있습니다.

증상을 완화하는 데 집중하는 의학은 나쁜 의학으로 가는 지름길입니다. 증상을 유발한 근본적 요인을 제거해야 됩니다. 증상은 내부의 정보를 알려주는 신호로 봐야 합니다. 마이클 머레이 교수는 "증상의 완화가 좋은 것이냐 나쁜 것이냐는, 치료가 단순히 증상을 억제하느냐 아니면 그 증상을 유발한 근본적인 원인을 제거하느냐에 달려 있다. 증상이 완화되었다고 해도 그것만으로는 진짜 문제가 처리되었다

---

4) 오카모토 유타카, 『병의 90%는 스스로 고칠 수 있다』, 김정환 역(서울: 스토리3.0, 2012), p.116. 본래 표준치료의 기준은 '표준치료대로 치료하면 완벽하다'가 아니라 '표준치료를 참고하면서 개별 환자에 맞춰 미세 조정을 하시오'라는 의미라고 합니다. 가이드라인과 표준치료 기준만 지키면 불의의 사고가 나더라도 의사에게 책임을 물 수 없습니다. 의사는 당연히 표준치료와 가이드라인을 고집할 수밖에 없습니다. 이런 융통성 없는 의사라면 피하는 것이 좋습니다.

고 볼 수 없다"[5]고 밝힙니다.

증상을 유발한 근본원인을 처리하지 않고 증상 완화에만 치중하게 되면, 몸의 병은 더욱 깊어진다는 말입니다. 즉, 치유는 증상 완화와 함께 증상을 유발한 근본원인을 해결하는 데 집중해야 합니다.

증상에만 집중하는 특성상 현대 의학은 생활습관으로 인한 만성질환에는 그다지 효과가 없습니다. 미국 상원 영양문제특별위원회의 테오도르 쿠퍼 박사는 "지금 문제가 되는 성인병은 현대 의학으로는 직접적으로 대응할 수 있는 방법이 없다. 현대 의학은 세균성 질환에는 강력하게 대처하고 있지만, 성인병에는 속수무책이다"라고 털어놓습니다. 세균성 질환은 세균만 퇴치하면 되지만, 성인병은 우리의 몸 자체가 변질되어 일어나는 병입니다. 암, 동맥경화, 고혈압, 당뇨 등은 우리 몸의 한 부분의 부조화에서 일어나는 현상입니다.

그렇다고 절망할 필요는 없습니다. 인류는 질병과의 전쟁을 통해 다양한 노하우를 습득해왔습니다. 환경성 질환을 극복하기 위해서는 현대 의학, 한방, 자연치유, 민간요법까지 힘과 지혜를 모아야 합니다.

현대 의학이 가진 탁월한 장점은 어느 누구도 부인할 수 없을 겁니다. 한의학이 가진 장점 또한 무시할 수 없습니다. 수천 년 동안 축적되어온 전통 의술이나 자연치유의 경험도 활용되어야 합니다. 21세기 의학은 인류의 지혜를 총체적으로 아우르는 방향으로 나아가야 하지 않을까요?

---

5) 마이클 머레이, 『당신의 의사도 모르는 11가지 약의 비밀』, 이영래 역(서울: 다산초당, 2011), p.132.

피부가 무너지면 나도 무너진다

> 피부는 외부와의 경계에 있습니다. 경계가 무너지면 나도 무너
> 집니다. 피부는 곧 나 자신이니까요.

엄밀한 의미에서 홍조는 생명을 위협할 만큼 심각하거나 위험한 병은 아닙니다. 그렇지만 심리적으로 받는 상처의 크기는 중병에 못지않을 겁니다. 이 점이 조금 특이합니다. 왜 그럴까요? 객관적인 상처의 크기는 별것 아닌데, 마음에 받는 충격은 중병과 비슷한 이유는 과연 무엇일까요?

그것은 증상이 일어나는 곳이 얼굴이기 때문입니다. 다른 질병은 가리거나 감출 수 있지만 홍조는 얼굴에 드러납니다. 얼굴은 타인과 의사소통하고 의미 있는 관계를 형성하는 최초의 도구입니다. 파운데이션으로 가리는 것 외에는 할 수 있는 방법도 없습니다. 시도 때도 없이 솟구쳐 오르는 열감은 또 어쩔 겁니까? 예민해질 수밖에 없는 상황입니다.

이때 주위에서 던지는 한마디는 비수가 되어 꽂히기 일쑤입니다.

"어머, 얼굴이 왜 그래? 큰 병원에 가봐."

동료의 걱정스러운 말도 있는 그대로 받아들여지지 않는 것이 사실입니다. 애써 담담한 척해도 쉽지 않습니다.

그런데 우리는 피부에 왜 그렇게 민감할까요?

암에 걸렸을 때보다 뾰루지 하나에 더 큰 마음의 상처를 받는 것 같은 이유는 무엇일까요? 피부질환으로 저를 찾는 분들을 볼 때마다 이런 궁금증이 생깁니다.

"도대체 피부가 우리에게 무엇이길래 이렇게 심리적 충격이 크지?"

디디에 앙지외Didier Anzieu라는 프랑스 심리학자 역시 『피부자아』 Le Moi-peau라는 책에서 이런 질문을 던집니다. 결론부터 말하자면 피부는 자기 자신, 즉 자아이기 때문에 민감할 수밖에 없다는 것입니다.

앙지외는 "피부는 우리를 지켜주는 보호막이며, 나와 상대를 구분할 수 있는 경계선이다. 그렇기 때문에 피부가 손상을 당하면 내 자아, 정체성에 영향을 주게 된다"고 말하고 있습니다.

피부가 상처를 입는다는 것은 자신의 정체성이 상처를 입는 것이며, 주위에서 하는 말은 정체성에 상처를 주는 결과로 이어질 수밖에 없습니다. 피부질환이 있는 사람이 그것으로 마음의 상처까지 받는 것은 당연하다는 것입니다.

마음의 상처를 받는 것은 외부와 내부를 나누는 경계점이라는 피부의 독특한 위치에 기인하는 것입니다. 피부에 상처가 생기면 경계선에 상처장애가 생겼다는 의미가 됩니다. 앙지외가 말하는 경계선 장애는, 평소에는 사회활동에 비교적 잘 적응하지만 상황에 따라서는 이상행동을 보이기도 한다는 것입니다.

박○○ 씨도 피부 문제로 정신적 상처를 받은 경험이 있습니다. 박 씨는 어렸을 때부터 아토피가 있었고, 10년 넘게 홍조와 두드러기로 스트레스를 받으며 살았습니다. 집 앞 가게에 다녀올 때도 파운데이션으로 붉은 기를 가리고 나갈 만큼 홍조 때문에 스트레스였습니다.

피부과, 한의원, 민간요법, 화장품 모두 섭렵했지만 결과는 좋지 않았습니다. 10년 넘게 동안 돈과 시간과 감정까지 쏟아가며 노력해도 쉽게 고쳐지지 않았던 겁니다. 상황이 이러니 성격도 점점 내성적으로 변해가고, 사람들과 눈을 마주치며 이야기하는 것도 힘들 정도가 되었습니다.

그러다 지인으로부터 자미원 제품이 홍조에 좋다는 이야기를 듣게 되었고, 반신반의하면서 자미원 제품을 사용하기 시작했습니다. 얼마간 자미원 제품을 사용한 박 씨는 이제 민얼굴로 밖에 나갈 수 있어 정말 행복하고, 안색 자체가 밝아져 좋다고 말합니다.

"예전에는 얼굴이 거무튀튀한 느낌이었는데 이제는 안색이 맑아요. 매일 아침 깐 달걀 같은 얼굴을 보면 정말 행복해요. 10년 동안 고생했던 홍조가 한 달 만에 없어져 허무했다는 어떤 분의 말에 엄청 공감합니다."

박 씨의 경우처럼, 피부에 문제가 생기면 주위에서 자신을 거부한다는 느낌이 들 수 있습니다. 경계선 장애자는 자기와 타인 사이의 경계를 인식하는 데 혼란을 느끼는 경우가 많습니다. 마음의 상처를 받기 쉽고, 불쾌감이 퍼져나가는 느낌, 자신의 삶을 살고 있지 않다는 느낌을 갖기도 합니다. 이런 증상이 심해지면 정신분열증이나 우울증을 겪을 수 있다고 합니다.

그렇다면 정신분석학 분야에서는 이런 상황에 대해 어떻게 이해할까요? 정신분석학에서는 정신적인 문제로 가려움이나 염증 등의 피부질환이 발생할 수 있다고 봅니다. 다른 사람의 관심을 끌기 위해 질환이 발생할 수도 있고, 상대에게 이해받고 싶은 욕망이 가려움으로 나타날 수도 있다고 합니다.

습진은 유아기로 퇴행하는 것을 알리는 신호가 될 수 있으며, 불안한 마음이 신체로 전환되는 것일 수도 있습니다. 특히 어린이의 습진은 어머니와의 접촉이 부족하다는 표시일 수 있습니다. 이때 정신분석학에서는 어머니가 자녀를 애정으로 감싸는 데 실패했다는 암시로 받아들이기도 합니다.

이런 경우는 심리적 충격이 피부로 나타나는 것이며, 그 반대도 많습니다. 외부의 자극에 의해 문제가 발생하는 경우가 그것입니다. 다만, 외부의 침해로 인해 피부질환이 발생했을 때도 자아가 상처를 받고, 자신감이 결여되며, 나아가 우울증이 생길 수 있습니다.

흥미로운 것은 피부 상처의 크기와 심리적 상처의 크기가 비슷하다는 점입니다. 앙지외는 "심층적인 피부 손상은 심리적 상처에 비례한다"고 했는데, 반대로 "심층적인 심리 손상은 피부 상처에 비례한다"고 할 수도 있습니다. 두 가지 경우가 복합적으로 작용하는 경우도 있는 것 같습니다. 피부 손상으로 마음의 상처가 생기고, 그 마음의 상처가 피부에 악영향을 미치는 악순환의 고리가 만들어지는 것입니다.

피부는 외부와의 경계에 있습니다. 경계가 무너지면 나도 무너집니다. 피부는 곧 나 자신이니까요. 하지만 너무 노심초사할 필요는 없습니다. 피부질환은 관리만 잘 하면 자연스럽게 낫습니다. 불안한 마음은 오히려 독이 되어 상황을 악화시킬 뿐입니다.

사실 불안한 마음과 두려움이 생기는 것은 당연합니다. 병원에 가도 홍조는 치유될 수 없는 병이며, 그저 계속 관리하며 사는 방법밖에 없다는 절망적인 말만 듣게 됩니다.

언제 나을지, 나을 수는 있는지, 평생 이렇게 살아야 하는지, 정상적인 삶은 불가능한지 …. 생각만 해도 두렵습니다. 앞이 보이지 않을 때 두려움은 더 커집니다. 그러나 진실을 알고 나면 두려워할 필요가 없습니다. 오래전 그림자를 먹는 괴물이 있다고 두려워한 시절이 우리에게 있었습니다. 보름달이 뜰 때면 늑대인간이나 꼬리 아홉 달린 여우가 나온다며 공포에 떤 때도 있었습니다. 하지만 진실이 밝혀지면서 모두 쓸데없는 미신임이 증명되었습니다. 홍조도 진실은 단순합니다. 피부장벽만 복원하면 언제 그랬나 싶게 홍조는 사라집니다.

피부장벽 손상이냐, 아니냐?

얼굴에서 열이 나고 붉어지는 증상은 그 정도에 따라 민감형 피부, 홍조, 주사 등 다양하게 분류되지만, 원인은 대부분 피부장벽 손상입니다.

'갱년기 호르몬 변화에 의한 홍조, 레이저 부작용으로 인한 홍조, 약물 부작용으로 인한 홍조, 식품으로 인한 홍조, 자외선에 의한 홍조 ….'

복잡하고 해결이 쉽지 않아 보입니다. 하지만 그렇게 복잡하게 볼 필요는 없습니다. 피부장벽의 손상 여부를 기준으로 판단하면 됩니다. 피부장벽 손상으로 인한 홍조와 그렇지 않은 홍조로 구분하면 답은 간단합니다. 압도적인 다수가 고민하는 홍조는 피부장벽 손상으로 인한 것이며, 그것이 이 책의 주제이기도 합니다.

먼저 피부장벽 손상이 아닌 경우는 갱년기 호르몬이나 식품으로 인한 홍조, 항고혈압제 · 협심증 약제 · 발기부전 치료제 · 위장약 같은 약물을 처방받은 뒤 나타난 홍조, 염증약물부작용 포함으로 인한 홍조, 자외선에 의한 홍조 등으로, 이때는 병원을 찾아 전문가의 처방을 받아 치료하는 것이 좋습니다.

이 책에서 주로 다룰 부분은 피부장벽 손상으로 인한 홍조입니다. 특히 합성 계면활성제에 의한 단백질 손상으로 발생한 홍조가 이 책의 주제입니다. 피부장벽 손상으로 인한 홍조에는 레이저나 스테로이드 부작용으로 인한 홍조도 포함됩니다. 레이저나 스테로이드가 어떻게 홍조를 유발하는지 궁금해한 분이 많을 겁니다. 이 부분은 책의 전개에 따라 차차 설명하고자 합니다.

일반적인 의학적 구분이 아닌 관점에서 홍조라고 하면 얼굴에서 열이 나고, 홍당무처럼 붉어지는 것을 말합니다. 이 열이 나고 붉어지는 정도에 따라 민감성 피부, 홍조, 주사 등으로 구분하기도 합니다.

홍조를 이처럼 다양한 이름으로 분류하고 있지만, 알고 보면 단순합니다. 즉, 피부장벽이 손상된 경우가 대부분입니다. 의학적 구분도 큰 의미가 없는 것 같다는 생각이 듭니다. 질병을 세분화하고 이론화

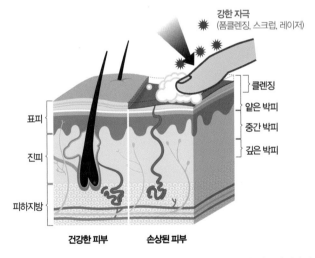

● 대부분의 홍조는 스크럽, 폼클렌징, 레이저 등으로 인해 피부장벽이 손상된 경우입니다.

하는 궁극적인 목적은 무엇일까요? 좀 더 효율적으로 고치기 위한 것이 아닐까요? 의학도 질병에서 벗어나 행복한 삶을 누리기 위한 도구로서 존재 가치가 있는 것이 아닐까 합니다.

질병을 세밀하게 분류하는 것이 단순히 학문적 목적에 의한 것이라면 아무런 의미가 없다고 생각합니다. 질병을 세분화했다면 그에 맞는 치료법을 제시하는 것이 타당할 것입니다.

그런데 피부병에는 거의 유사한 처방을 내리는 것이 현실입니다. 건선, 아토피, 홍조 등 병명이 분명히 다른 질병도 처방전은 동일합니다. 가려움이나 열감, 진물 등 증상 억제에 집중하기 때문입니다.

병원에서는 증상을 억제하는 이른바 대증요법에 치중합니다. 피부과의 처방은 거의 정해져 있습니다. 스테로이드, 면역반응억제제, 항생제라는 범주에서 벗어나기 힘듭니다. 증상만 누그러뜨리는 대증요법은 병을 일으킨 원인에 관심을 두지 않습니다.

그러나 병의 원인은 그대로 둔 채 질병을 치료하는 것을 과연 과학적이라고 할 수 있을까요? 병의 근본원인을 제거하지 않고 증상만 치료하는 것은 위험한 부작용을 스스로 만들어내고 있는 것입니다.

과학은 결과에 대한 원인을 밝히는 학문입니다. 과학에서 인과관계는 핵심적인 쟁점이라 할 수 있습니다. 프랑스 학사원에서도 "과학이란 인과관계에 관한 지식"이라고 정의하고 있습니다.

모든 일은 원인이 있으며, 원인 없이는 어떠한 결과도 일어나지 않습니다. 이 원인과 결과의 규칙적인 관계를 인과관계라 하며, 어떤 원인에서 어떤 결과가 필연적으로 일어나기 때문에 인과의 법칙이라고 합니다.

질병은 몸에 발생한 문제를 알려주는 신호등이라 할 수 있습니다. 자동차에서 깜빡거리는 계기판이 보기 싫다고 꺼버리면 대형사고로 이어질 수 있습니다. 증상 자체에 매몰되어서는 안 됩니다. 중요한 것은 병을 일으킨 진짜 원인을 찾는 데 있습니다.

현대 의학은 질병의 근본원인에는 관심이 없고, 증상을 완화하거나 없애는 데 중점을 두고 있습니다. 증상을 없애는 것은 몸이 문제를 해결하지 못하도록 방해하는 것입니다. 원인에 대한 접근에서 나온 치료법이 없기 때문에 부작용이나 합병증은 끊임없이 늘어날 수밖에 없습니다.[6]

홍조의 원인이 무엇인지도 알지 못하는데 효과적인 치료가 가능할까요? 피부과 의사가 홍조 발생 원인의 단서도 찾지 못한 상태에서 치료하고 있다는 사실을 환자는 알고 있을까요? 세계보건기구WHO의 보고에 따르면, 오늘날 의료기관에서 이용되는 모든 의학 치료의 85~90%가 증명되지 않았거나 과학적인 연구 없이 시행되고 있는 방법이라고 합니다.

먹이가 있을 만한 곳을 무작정 쪼아대는 방식으로 사냥하는 황새처럼 홍조에 대응하는 것은 부작용을 초래할 가능성이 있습니다. 예를 들어, 증상을 억누르기 위해 스테로이드를 사용했는데, 그 스테로이

---

6) 안드레아스 모리츠, 『암은 병이 아니다』, 정진근 역(서울: 에디터, 2014), p.61. 실제로 미국에서는 증상을 억제하거나 완화하려는 접근법의 부작용으로 1년에 최소 90만 명 이상이 사망한다고 합니다.

드로 인해 증상이 더 심해질 수 있는 것입니다.

실내에 쓰레기가 쌓여 있으면 어떻게 될까요? 아마도 악취가 진동할 것입니다. 유독한 살충제나 방향제를 뿌린다고 문제가 해결되지는 않습니다. 해결책은 단순합니다. 쓰레기를 치우면 됩니다. 어렵게 생각할 필요가 없습니다. 효과적인 치유는 문제의 원인을 정확히 찾는 데서 시작됩니다. **원인만 찾는다면 치유는 생각보다 훨씬 단순하고 간단합니다.**

그렇다면 피부장벽 손상은 어떤 과정을 통해 홍조로 이어질까요? 이 과정을 이해하기 위해서는 먼저 피부의 구조부터 살펴볼 필요가 있습니다.

혁명적인 피부보호막 0.1mm

0.1mm에 불과한 표피 각질층은 우리 몸을 보호하는 기본적인 기능에서부터 정보수집에 이르기까지 광범위한 작용을 하고 있습니다.

다음의 ○○은 무엇일까요?

- ○○는 몸의 가장 바깥에 있으면서 외부와 접촉해 감각 인지, 정보수집, 생리기능 등을 수행한다.
- ○○는 외부의 환경으로부터 신체의 내부 장기를 보호해주며, 물리 · 화학적 공격으로부터 몸을 보호하고, 유해 광선을 차단하는 덮개 역할을 한다.
- ○○는 기온 변화로부터 체온을 조절하고, 몸속의 유해물질을 외부로 배출한다.
- ○○는 소리도 듣고 냄새와 맛도 느낀다.

정답은 피부입니다. 피부는 우리 몸을 보호하기 위해 끊임없이 움직입니다. 감각세포나 솜털 등을 통해 기온의 변화를 감지하고, 외부 환경이 건조한지, 딱딱한지, 날카로운지, 말랑말랑한지 감지합니다.

피부를 심장이나 간 등 인체의 다른 기관 가운데 하나라고 생각하

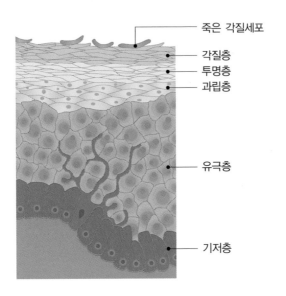

죽은 각질세포
각질층
투명층
과립층

유극층

기저층

는 사람은 거의 없지만, 피부도 엄연한 기관입니다. 약 2m²0.6평의 넓이에 평균 4kg이나 되는 피부는, 끊임없이 재생되기 때문에 다른 기관들처럼 기능부전 상태에 빠지지 않습니다.

더욱 놀라운 것은 이런 기능이 끊임없이 갱신되고 지속된다는 점입니다. 가장 바깥쪽에 있는 세포들이 떨어져 나가고 그 자리는 다시 아래에서 올라오는 세포들로 교체되는 상태에서도 모든 기능이 차질없이 수행됩니다. 이런 엄청난 일이 불과 1mm 두께에서 벌어지고 있습니다.[7]

───────────

[7] 표피는 말피기층 두께 1/20mm, 각질층 두께 1/20mm를 합쳐 1/10mm에 불과합니다.

피부라면 동물의 가죽을 연상하기 쉬우나 실제로는 1mm에 불과합니다. 1mm 두께의 피부는 서로 다른 물리적·화학적 특성을 가진 표피와 진피로 나닙니다. 표면에서부터 차례로 표피, 진피, 피하조직의 3층으로 구성되어 있습니다. 표피는 다시 여러 층으로 나뉘는데, 가장 바깥쪽부터 각질층케라틴층, 투명층, 과립층, 유극층, 기저층입니다.

표피는 피부의 가장 바깥면의 방어군이라 할 수 있습니다. 화학물질이나 미생물 등의 유해 환경과 열, 물리적 자극에서 우리 몸을 보호하고 있습니다. 두께로 보자면 겨우 0.1mm에 불과합니다. 자연계에 있는 어떤 물질보다 혁명적인 덮개라 할 수 있습니다. 0.1mm의 표피를 흔히 피부보호막이라고 하는 것입니다.

표피의 가장 바깥쪽 표면에는 매우 특징적인 층이 있는데, 바로 각질층stratum corneum입니다. 이 층은 죽어 있는 편평 세포로 구성되어 있는 얇은 층이지만 상당히 질기며 방수성도 있습니다. 주로 외부 환경으로부터 신체를 보호하는 역할을 하는 각질층의 표면은 피지선에서 분비된 피지막이라는 기름막으로 덮여 있습니다. 외부물질의 침투나 자극에서 보호하기 위함입니다.

표피 각질층의 두께는 가장 두꺼운 부분이 0.1mm이며, 평균적으로 0.05mm입니다. 종이 한 장 두께의 반 정도라고 생각하면 될 것 같습니다. 흔히 햇볕에 타서 '살갗이 벗겨진다'고 할 때, 비닐막처럼 벗겨지는 부분이라고 보면 됩니다. 이 각질층은 각질편이라고 하는 1/400mm의 얇고 납작한 모양의 케라틴경단백질이 20장 정도 쌓여 이루어져 있습니다. 각질층 아래에는 말피기층이 있습니다.

이 각질층에서부터 차례로 과립 세포층, 유극 세포층, 기저 세포층 순으로 약 1/20mm의 두께를 이루고 있습니다. 과립 세포층은 평평한 과립 세포가 2~5중으로 겹쳐져 있고, 유극 세포층은 둥근 유극 세포가 세로로 5~10개 늘어서 있습니다.

기저 세포층에서는 새로운 세포가 만들어집니다. 여기서 만들어진 세로로 긴 형태의 기저 세포 하나하나가 분열과 생성을 반복하면서, 그것이 말피기층부터 각질층까지 0.1mm의 거리를 28일 주기로 매일 쉬지 않고 여행하는 것입니다. 생성된 순서대로 밀려 올라가 마지막에는 각질층에서 때가 되어 떨어져 나갑니다. 이 사이클을 '피부의 신진대사'라고 합니다.

각질층이 있는 표피는 생각보다 질기고 견고한 재질로 되어 있습니다. 맨손으로 노동을 해본 사람이라면 이 말을 쉽게 이해할 것입니다. 어지간한 자극에도 피부는 망가지지 않습니다. 케라틴이라는 단백질로 구성된 케라틴 세포가 여러 겹의 층을 이루며 표피를 만듭니다. 이 세포들 사이의 좁은 공간에 있는, 단백질과 지질을 주성분으로 하는 세라마이드모르타르 같은 조직가 표피를 질기고 단단하게 만듭니다.

표피층 아래에 있는 것이 진피층입니다. 진피층은 물 등으로 이루어진 젤리 상태의 물질과 단백질, 당질, 무기염류로 구성되어 있습니다. 피부에 산소와 영양분을 보내주는 물의 나라이자 피부의 영양 공급원이라 할 수 있습니다.

진피의 가장 윗부분에 있는 것이 유두층입니다. 유두층은 표피의 바로 아래에 위치하면서 수분을 풍부하게 저장하고 있습니다. 이곳에는 동맥의 모세혈관과 정맥의 모세혈관이 붙어 있는데, 동맥의 모세혈관을 지나온 혈액이 여기서 피부에 필요한 영양분과 산소를 운반한 후 다시 정맥의 모세혈관으로 흘러들어가는 시스템으로 이루어져 있습니다. 진피의 혈관은 적혈구를 운반하기 때문에 붉은색을 띠게 됩니다.

피부 호흡이 원활하게 이뤄지기 위해서는 피부가 촉촉해야 합니다. 그렇다고 외부에서 물을 뿌리거나 발라서 촉촉하게 하는 것은 무의미합니다. 피부 호흡은 혈액량이 결정하기 때문입니다. 피부에 풍부하게 분포된 모세혈관이 외부의 산소와 혈관 속의 이산화탄소를 활발하게 교환시켜야 피부가 촉촉해집니다.[8] 레이저나 필링 등으로 모세혈관이 상처받으면 피부 호흡에 장애가 생기고, 나아가 피부는 건조함과 민감함을 느끼게 됩니다.

화상을 입거나 홍조, 염증이 일어난 피부는 보통 선홍색을 띱니다. 이는 피부 속 모세혈관의 직경이 커지고, 혈류량이 증가하기 때문에 생기는 현상입니다. 홍조로 병원을 찾게 되면 흔히 듣게 되는 것이 '혈관이 늘어났다'는 말입니다. 이 말은 무엇을 의미할까요? 혈관이 정상적인 상태에 비해 굵어졌다는 의미일까요, 아니면 고무줄처럼 늘어났다는 의미일까요?

분명한 것은 혈관이 굵어졌든, 늘어났든 두려워할 필요가 없는 현상이라는 것입니다. 혈관은 굵어질 수도 있고, 늘어날 수도 있습니다.

---

8) 살림닥터 12인, 『여자들은 피부를 모른다』(서울: 경향신문사, 2005), p.30.

우리 몸이 스스로의 필요에 따라 조절하기 때문입니다.

혈관이 굵어지고, 혈관의 숫자가 늘어나는 현상은 굉장히 바람직한 것이라고 생각합니다. 손상된 피부를 회복하기 위해서는 더 많은 혈액을 보내야 합니다. 혈액의 흐름이 원활해야 되살리기가 쉽지 않겠습니까? 피부장벽이 손상되면서 함께 소실된 모세혈관의 숫자도 늘어나야 피부 회복도 빨라질 수 있습니다.

모세혈관이 손상되면 노화도 급격하게 진행되리라는 것은 불을 보듯이 뻔한 이치입니다.

피부보호막의 재건은 손상되거나 약한 모세혈관의 회복이 관건입니다. 모세혈관은 재생될 수 있습니다. 일본의 네고로 히데유키 박사는 "모세혈관을 늘리기 위한 가장 중요한 포인트는, 모세혈관에 혈류가 흐르게 하는 것과 혈류 자체를 늘리는 것"이라고 밝히고 있습니다.[9]

이를 위해 혈액의 원료가 되는 음식의 균형, 혈액의 흐름 속도를 높이기 위한 운동과 반신욕, 적절한 수면 등이 필요합니다. 적절한 조건만 만들어주면 모세혈관은 얼마든지 재생됩니다. 얼굴에서 열이 나고 붉어지는 것도 알고 보면 모세혈관을 재건하고 피부보호막을 생성하기 위한 우리 몸의 자연치유 작용입니다.

모세혈관이 왕성하게 재건되고 혈류가 원활해져야 피부는 살아납니다. 모세혈관에 의해 운반되는 영양분은 표피의 기저 세포에 보내져 새로운 세포를 만들 때 그 원료가 됩니다.

---

9) 네고로 히데유키, 『모세혈관, 건강의 핵심 젊음의 비결』, 김은혜 역(서울: 시그마북스, 2018), p.87.

진피에는 망상층이라는 수분과 망으로 이루어진 조직이 있습니다. 그러나 표피를 위해 유연한 층을 만드는 곳일 뿐 표피에 물을 공급하지는 않습니다.

진피의 아래쪽에 그물 모양으로 결합된 피하조직이 있습니다. 이 조직은 인체의 양분을 저장하는 기능을 갖고 있습니다. 기본적으로 지방세포로 구성되어 있으며, 기온과 습도의 변화에서 신체를 보호하는 역할을 합니다.

흥미로운 사실은 독성 물질이 쌓이는 곳도 바로 이곳이라는 점입니다. 독성 물질은 제일 먼저 진피 아래쪽에 있는 결합조직에 쌓입니다. 이 노폐물 창고가 가득 차면 피부질환이 생기면서 발진이 일어납니다.

그런데 이 피부질환을 무조건 나쁘게만 볼 일도 아닙니다. 노폐물이 결합조직에 쌓이지 않으면 어디로 갈까요? 만약 몸속 내장기관에라도 들어가면 어떻게 될까요? 우리 몸은 스스로를 보호하기 위해 가장 안전한 지점에 독소를 쌓아두는 겁니다. 피부질환은 노폐물 창고가 포화되어 피부 밖으로 배출하는 것이라 보면 될 것 같습니다. 피부질환이라 부르는 것도 사실은 몸이 스스로를 보호하려는 과정에서 나타난 현상이라는 겁니다.

각질은 악마가 아니다

각질을 제거하면 어떻게 될까요? 피부가 정말 좋아질까요?
결론은 단연코 'NO'입니다.

"각질이란 얼굴에 노폐물이 생기면서 만들어지는 더러운 피부층으로 제거하지 않을 시엔 모공이 막혀 피부 트러블이 일어납니다."

피부 전문가를 자처하는 사람들은 이처럼 각질이 마치 피부질환의 원흉인 것처럼 주장하고 있습니다. 피부관리실을 찾아도 각질 제거는 필수코스에 들어 있습니다. 각질을 제거하면 피부가 일시적으로 도자기처럼 매끄럽게 변하기 때문입니다. 피부관리실을 찾은 고객 입장에서는 매끄럽고 촉촉한 피부를 기대할 것이고, 그 기대를 충족시키기 위해서는 각질 제거가 필수코스가 되어야 하는 것입니다.

그런데 각질이 피부보호막이라면 말은 달라집니다. 피부보호막을 제거하면 민감성 피부가 되고, 나아가 홍조가 나타날 수 있습니다. 이런 사실을 알고도 각질을 제거할 바보는 없을 겁니다. 각질을 제거하는 것이 어떤 결과를 가져올지 모르기 때문에 돈까지 들여가며 각질을 제거하는 것이 아닐까요? 각질제거제나 스크럽제를 만드는 화장품 회사나 피부관리사는 이런 사실을 알고 있을까요?

'소중한 세라마이드'를 강조하는 화장품 광고가 있습니다. 세라마이드는 각질세포와 각질세포 사이에서 이들을 단단하게 붙들어주는 역할을 합니다. 각질세포를 단단하게 결합시키는 방법으로 보호막을 형성해 수분 손실을 막고 외부의 유해 환경 및 오염에서 몸을 보호하는 것이 세라마이드입니다.

　나이가 들면서 피부보호막이 탄력을 잃고 노화되는 것은 세라마이드가 감소하기 때문입니다. 세라마이드가 감소되면 결과적으로 피부가 더 건조해지고, 거칠어지고, 자극이 생기며, 수분 부족 증상이 나타나게 됩니다.

　각질을 제거하면 이 세라마이드도 제거될 수밖에 없습니다. 그런데 각질은 제거해야 하고 세라마이드는 공급해야 한다면, 이런 모순을 어떻게 받아들여야 할까요?

　더구나 세라마이드가 함유된 제품을 구입할 필요는 전혀 없습니다. 지금까지 그 어떤 화장품 회사도 우리 몸이 만드는 세라마이드, 피지천연 에멀전를 만들어내지 못했습니다. 클렌징이나 각질 제거만 멈

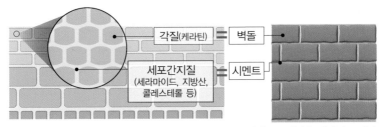

● 각질은 세라마이드와 함께 피부보호막을 구성하고 있습니다. 즉, 각질은 제거하고 세라마이드는 보호할 수 있는 방법은 없습니다.

춰도 세라마이드 화장품 천 개를 사용하는 것보다 더 큰 효과가 있을 겁니다.

우리는 각질에 대해 너무 모릅니다. 거듭 강조하지만 각질은 결단코 제거되어야 할 존재가 아닙니다. 각질은 피부, 모발, 손톱의 상피세포를 구성하는 주요한 구조 물질입니다. 각질의 가장 주요한 기능은 외부 환경에서 몸을 지키는 일입니다. 이 외에도 세포 신호 전달, 세포 증식 조절 등의 기능을 담당하고 있습니다.

그런데 왜들 각질을 못마땅하게 생각하는 걸까요? 당장 보기에 좋지 않고, 각질이 있으면 피부가 좋지 않다고 여기기 때문인 것 같습니다. 그렇다면 각질을 제거하면 어떻게 될까요? 피부가 정말 좋아질까

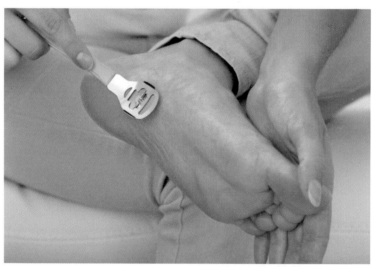

● 발뒤꿈치 굳은살은 깎아내는 방식으로는 절대로 제거할 수 없습니다.

요? 결론은 단연코 'NO'입니다.

예를 들어 발뒤꿈치나 팔꿈치의 굳은살을 제거한다고 뽀얀 속살이 그 자리를 채워주지 않는 것과 같습니다. 굳은살을 강제로 제거하면, 그 순간에는 깨끗해진 것처럼 느껴집니다. 하지만 시간이 흐른 뒤 어떻게 되나요? 그 자리에 이전보다 더 두터운 굳은살이 자리 잡게 됩니다.

인체의 자기 치유 능력은 자극, 압박, 마찰 등에 민감하게 반응하는 성질을 가지고 있습니다. 속돌 등으로 밀면 각질층은 시간이 흐를수록 딱딱하게 되어버립니다. 농부의 굳은살을 보았을 겁니다. 과도한 외부 자극에 피부의 방어력이 작용하여 각질층이 두꺼워진 것입니다. 이런 현상을 피부의 자기 치유 능력 또는 자기 복제 능력이라고 합니다.

그런데 우리 몸의 재생 속도보다 더 빠르게 각질층을 제거하면 어떻게 될까요? 각질층이 두꺼워지기도 전에 끊임없이 제거한다면 피부보호막은 점점 더 얇아져갈 겁니다. 약품 등을 사용해 한꺼번에 표면의 각질을 제거한다거나 합성 계면활성제로 피부를 문질러대는 행동, 때수건 등으로 때를 미는 행동은 홍조로 가는 특급열차를 타는 것과 같습니다.

그렇다면 아름답고 각질 없는 피부가 되려면 어떻게 하는 것이 좋을까요? 각질이 자연스럽게 떨어져 나가도록 해주는 게 가장 좋은 방법입니다. 구체적인 방법을 설명하기에 앞서 각질과 피부의 자기 치유 과정에 대한 이해가 필요합니다.

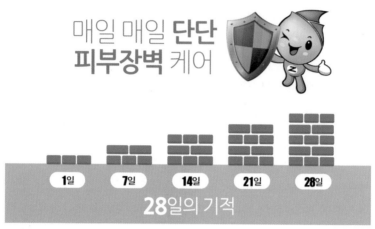

매일 매일 단단 피부장벽 케어

1일　7일　14일　21일　28일

28일의 기적

● 세포는 매 순간 끊임없이 생성과 소멸을 반복합니다. 강제로 벗겨내지 않고, 화학물질이나 레이저에 의한 손상이 없다면 피부장벽은 스스로 회복됩니다.

　우리의 신체는 스스로의 힘으로 항상 건강한 상태를 유지할 수 있도록 만들어져 있습니다. 이것이 자기 치유 능력입니다. 이것이 없었다면 인류는 지금까지 생존할 수 없었을 겁니다.

　피부도 마찬가지입니다. 우리의 피부는 표피 밑에서 끊임없이 새로운 세포가 분열합니다. 피부 표면에는 항상 새로운 각질 조각을 보내 매일 새로운 상태로 만듭니다. 이것은 항상성호메오스타시스에 기초한 피부 생리와 다름없습니다.

천연 에멀전보다 좋은 화장품은 없다

> 피지와 땀으로 이루어진 피지막에는 '천연 에멀전'이 포함되어 있습니다. 천연 에멀전은 현대의 과학기술로는 도저히 따라 할 수 없는 탁월한 물질입니다.

인체의 피부 표면은 피지막으로 뒤덮여 있습니다. 몸을 씻을 때 물이 튕겨 나가는 것도 피지막이 형성되어 있기 때문입니다. 피지막은 바로 아래에 있는 각질층과 함께 피부를 보호하는데, 외부의 화학적·물리적 자극에 대한 방어벽이 됩니다. 표피에 함유되어 있는 멜라닌 색소는 자외선의 자극에서 피부를 지켜줍니다. 즉, 인간의 피부는 주변 환경 변화에 따라 스스로 조절할 수 있는 구조로 되어 있습니다.

피지막은 우리 피부가 스스로 만들어내는 것입니다. 이것이 약산성을 띠고 있는 것은 상재균 때문입니다. 피지와 땀으로 이루어진 피지막에는 '천연 에멀전'이 포함되어 있습니다. 천연 에멀전은 현대의 과학기술로는 도저히 따라 할 수 없는 탁월한 물질입니다.

이 물질은 평소에는 W/O형water/oil : 기름에 물방울이 떠 있는 상태으로 있습니다. 수분이 쉽게 증발되지 않도록 함으로써 촉촉한 피부를 유지하게 하는 것입니다. 그런데 우리 몸이 땀을 배출할 때는 천연 유액이 W/O형에서 에멀전으로 전이됩니다. 즉, 물에 기름의 입자가 떠 있는 상태로 변화되어 솟구쳐 나오는 땀을 몸 밖으로 내보냅니다.

천연 에멀전은 땀과 결합해 피지막을 만듭니다. 우리의 피부를 지켜주는 활동을 쉴 새 없이 계속하고 있는 것입니다. 이렇게 훌륭한 기능을 가진 에멀전은 우리 몸에서만 생성되는데, 그 원료가 되는 피지의 양은 하루에 2g, 한 달에 60g으로 결코 적은 양이 아닙니다. 굳이 유분 화장품을 발라줄 필요가 없습니다. 그보다는 천연 에멀전 생산이 원활한 피부 상태로 되돌리는 방법을 생각해보는 것이 훨씬 바람직합니다.

에멀전 생산이 원활한 피부를 만들기 위해서는 가장 중요한 것이 과다한 세안을 멈추는 것입니다. 일본에서 노화 예방 전문병원을 운영하고 있는 우츠기 류이치는 세정제와 화장품을 끊고 자연의 에멀전

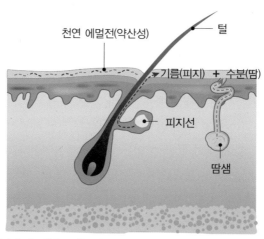

● 수분과 피지가 절묘하게 조화를 이룬 천연 피지막은 과학으로 만들어낼 수 없는 완벽한 천연 에멀전입니다.

을 생성시키라는 다소 과격한 주장을 하고 있습니다.[10]

"조사 결과 클렌저와 크림에 포함된 계면활성제나 오일 등이 피부의 보호막을 파괴한다는 사실을 알게 됐다. 화장품만 사용하지 않아도 세안 후의 피부 당김 현상이 사라지고, 피부는 시간이 지날수록 깨끗해진다. 이러한 일련의 과정을 통해 이상적인 피부 관리는 화상 피부를 재생시키는 치료법과 같다는 것을 깨달았다."

그는 클렌저나 화장수, 미용액, 크림 등 일체의 화장품을 사용하지 않고 물로만 세안하는 '우츠기식 피부 관리법'을 제안하고 있습니다. 피부에는 이보다 더 좋은 관리법이 없습니다. 다만 한 가지 문제는 우츠기식 피부 관리법을 실행하기가 너무 어렵다는 점입니다. 어느 날 갑자기 화장품을 끊기는 매우 어렵습니다. 빠른 결과를 가져오기 위해서는 피부가 뒤집어지는 등의 대가를 치러야 하기 때문입니다.

그렇다면 약산성 클렌저는 어떨까요? 약산성이 피부에 좋다는 말은 많이 들어보셨을 겁니다. 그렇지만 세상은 그리 단순하지가 않습니다. 약산성 물질이라도 다 같은 것이 아닙니다. 인공적으로 만든 약산성 클렌저는 상재균을 죽이고, 피지막을 손상시키며, 나아가 피부 장벽을 훼손합니다.

약산성 클렌저는 주로 구연산을 넣어 만드는데, 이것은 약산성을 띠고는 있지만 피부를 녹이는 특성이 있습니다. 약산성 클렌저조차

---

10) 우츠기 류이치, 『화장품이 피부를 망친다』, 윤지나 역(서울: 청림라이프, 2014), pp.8-9.

계면활성제로 인해 상재균을 죽이는 역할을 합니다. 그런데 상재균이 없어지면 천연의 약산성 물질을 만들어내지 못하는 겁니다.

흥미롭지 않은가요? 약산성 물질을 만드는 상재균을 살해한 범인이 약산성의 주인 행세를 하는 상황이 말입니다. 실제로는 상재균을 죽이고 있으면서 피부를 보호한다고 떠들어대는 클렌저를 어떻게 이해해야 할까요? 그것도 약산성이라는 가면까지 쓰고서 말입니다. 이건 병 주고 약 주는 정도가 아닙니다. 강도가 경찰복을 입고 강도질을 하는 것과 같은 상황인 것입니다.

그렇다면 에멀전 생산이 원활한 피부를 만들기 위한 손쉬운 실천방법은 없을까요? 물론 간단한 방법이 있습니다. 클렌저 사용을 중단하고, 화장품 사용을 서서히 줄이면서, 모공에 찌들어 있는 화장품 찌꺼기 등 유해 물질과 묵은 각질이 자연스럽게 녹아 나올 수 있도록 도와주면 됩니다. 이른바 피부 디톡스를 실천하는 겁니다. 물론 비누 사용은 피부에 손상을 주지 않습니다.

약산성 피지막은 세균의 작품

인간은 세균의 도움 없이는 하루도 생존할 수 없습니다. 우리의
피부도 세균의 도움 없이는 건강을 유지할 수 없습니다.

우리 몸은 온전히 우리 것이 아닙니다. 인간이 건강한 삶을 누리기 위
해서는 세균과 공존하는 것 외에는 선택의 여지가 없습니다. 사실 인
간의 몸 자체가 세균 덩어리라고 볼 수 있습니다. 입속에 있는 세균만
도 100억 개에 이를 정도입니다. 장 속에는 300종의 100조 개에 달하
는 엄청난 양의 세균이 있습니다. 우리 몸의 세포 수보다 10배나 더 많
습니다. 장 무게의 50%가 박테리아의 것입니다.

이쯤 되면 인간의 세포와 박테리아는 생리적으로 구분하는 것 자체가
불가능합니다. 장과 박테리아가 어우러져 상호보완적인 기능을 하는 일
종의 '슈퍼 기관'을 형성하고 있는 겁니다.

1958년 노벨 생리의학상을 수상한 조슈아 레더버그는 "인간은 인
간 자신의 세포뿐 아니라, 몸속에서 함께 살고 있는 박테리아 유전체
와 바이러스 유전체 전체를 포함하는 광범위한 유전체를 갖고 있는
슈퍼 유기체"라고 선언했습니다. 아무리 깨끗한 척하는 사람도 따지
고 보면 세균으로 뒤덮여 있다는 이야기입니다.

세균과의 전쟁이라니, 다소 황당하게 들릴 수 있습니다. 사실 지구

의 주인은 인간이 아니라 세균이라고 할 수 있을지도 모릅니다. 지구 최초의 생명 형태에 가까운 세균은 용암이 치솟는 화산 분화구, 뜨거운 온천, 얼어붙은 남극 대륙 등 지구 어느 곳에든 존재합니다. 세균의 전체 생물량은 지구 전체 생물량의 60%에 이릅니다. 세균과의 전쟁에서 승리하는 날은 인류 종말의 날입니다.

인간은 세균의 도움 없이는 하루도 생존할 수 없습니다. 우리의 피부도 세균의 도움 없이는 건강을 유지할 수 없습니다. 피부에는 여러 종류의 세균이 살고 있습니다. 이들은 자신들이 확보한 영토피부에서 결코 도망가지 않으며, 오히려 그것을 확실하게 지켜내려 합니다.

피부에 상존하고 있는 상재균도 그렇습니다. 우리 피부에는 보통 $1cm^2$마다 10만 개체의 세균이 있습니다. 온몸으로 확대 적용하면 $1cm^2$마다 100만 개에 이를 것으로 추정됩니다.

이들은 자외선과 유해 물질에 의한 자극을 완화시켜주고, 질병을

상재균이 있는 피부	상재균이 없는 피부
피지를 먹고 산을 뱉어내 여드름균이 싫어하는 **약산성 피부**를 만들어줍니다.	자체적인 pH밸런싱이 불가해 여드름균이 좋아하는 **알칼리 피부**가 됩니다.

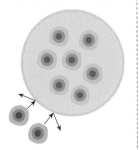
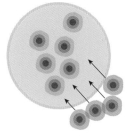

● 상재균은 우리 몸의 보호자 역할을 하는 존재입니다.

일으키는 병원균이 몸 안으로 침입하는 것을 막아줍니다. 예를 들어, 피부 표면에 항상 존재하고 있는 포도상구균은 땀 냄새를 일으키기 때문에 나쁜 균으로 생각되지만, 실제로는 피부를 보호하고 유해균이 몸에 침투하는 것을 막아주는 역할을 합니다.

상재균은 태초부터 인간과의 공존을 선택했습니다. 이들은 피부에서 나오는 기름피지, 지방산, 탄화수소, 콜레스테롤, 낙설표피 각질층이 쌀겨처럼 얇은 파편이 되어 떨어지는 현상 등을 먹으며 살아왔습니다. 피지와 땀 등을 먹은 뒤에는 산을 배설하는데, 이 산은 약산성을 띠고 있습니다.

피부를 보호하는 최전방 각질층이 약산성pH 5.5을 띠고 있는 것도 상재균 때문입니다. 상재균이 만들어내는 산성 지방막피부보호막은 살균 작용을 통해 세균 등으로부터 화학적으로 피부를 지켜줍니다. 유해 세균들은 상재균이 배설하는 산 덕분에 피부에 접근할 수도, 침입할 수도 없습니다. 이것이 피부의 최전선에서 보습 기능을 하는 피지막입니다.

크림, 폼클렌징, 샴푸, 항균 비누 등 계면활성제가 들어 있는 제품을 과다하게 사용하면 피지막이 손상됩니다. 그러면 자연스럽게 피부도 피해를 입게 됩니다.

크림이나 폼클렌징 등을 사용하면 계면활성제나 미용 성분 등이 모공으로 조금씩 침투하게 됩니다. 침투한 성분들은 산화되어 유해한 산화물로 변하며, 염증으로 이어질 수 있습니다. 미세한 염증이라도 만성이 되면 멜라닌이 증가해 피부가 칙칙한 갈색으로 변하고, 기미가 생기기도 합니다.

항균 제품은 피지막을 파괴한다

클렌징 후 아무것도 바르지 않았을 때 피부가 따갑다면 이미 피부보호막이 손상되었다고 생각해야 합니다.

천연 피지막의 두께는 0.5㎛ 미크론·1㎛은 1,000분의 1㎜으로 항균 비누, 샴푸, 클렌저 등의 합성물질에 매우 취약할 수밖에 없습니다. 합성 계면활성제 등을 사용하면 상재균이 죽으면서 건조하고 민감한 피부가 됩니다.

물론 피지막은 금세 재생될 수 있지만, 피부보호막은 재생될 때까지 3~4일이 걸립니다. 클렌저를 사용하는 경우, 하루 두 번은 기본입니다. 여기에 각질제거제나 스크럽제를 사용한다면 피부보호막이 재생될 시간적 여유가 없습니다. 이런 상태가 계속되면 피부는 얇아지고, 곱던 결도 사라지면서 급격히 노화됩니다. 그러다 홍조로 이어지기도 합니다. 이 상태가 좀 더 지속된다면 핏줄이 보일 정도로 피부가 얇아져 회복 불능 상태까지 됩니다.

평소 민감성 피부로 건조하다면 피부보호막이 얇아지는 과정에 있다고 봐야 합니다. 또 클렌징 후 아무것도 바르지 않았을 때 피부가 따갑다면 이미 피부보호막이 손상되었다고 생각해야 합니다. 아토피 피부도 논바닥처럼 쩍쩍 갈라지는데, 이 역시 피부보호막이 손상된

상태로 볼 수 있습니다.[11]

　피부보호막이 어느 정도 수준인지 확인하는 것은 간단합니다. 건강한 피부일수록 물을 강하게 튕겨냅니다. 피부를 통해 수분이 흡수되지 않는 피부가 건강한 피부입니다. 물을 잘 튕겨내지 못하는 피부는 피부보호막피지막 포함이 건강하지 못한 상태입니다.

　피부보호막을 건강하게 유지하기 위해서는 클렌저, 샴푸, 항균 비누 등을 사용하지 않는 것이 좋습니다. 피부 건강을 위한다는 명목으로 균을 없애는 것은 오히려 건강을 해칠 수도 있습니다.

　항균 비누의 경우 유익한 상재균을 제거하는 역효과가 적지 않습니다. 항균 제품을 사용할 경우 피부에 있는 상재균을 죽이고, 피부보호막을 해체할 가능성이 있습니다. 항균 비누는 부정적인 효과는 큰 데 비해 긍정적인 효과는 없다는 것을 알 수 있습니다. 일반 비누보다 더 많은 비용을 지불하면서까지 항균 제품을 사용해야 할 이유는 전혀 없습니다. 더구나 항균 비누에 들어간 화학 성분이 내분비계 교란을 일으키고, 세균의 내성을 강화할 수 있다는 연구 결과도 있습니다.[12]

---

11) 아토피의 경우는 일반적인 피부보호막 손상과는 다릅니다. 내·외부의 복합적인 문제라고 보는 것이 옳을 것 같습니다. 내부적으로는 우리 몸속에 들어온 다양한 유해 물질을 피부로 배출하기 위해 피부보호막이 스스로 파괴된 것입니다. 견딜 수 없을 정도로 가려우면 피부를 긁게 되고, 피부보호막은 파괴될 수밖에 없습니다. 외부적으로는, 그것을 질환으로 보고 발라준 스테로이드 연고나 보습을 위해 발라준 크림 등에 들어 있는 계면활성제로 인한 것으로 볼 수 있습니다.

12) 항균 비누의 주원료인 트리클로산(Triclosan)은 파라벤 등 다른 화학물질과 같이 호르몬

FDA는 2013년 항균 제품에 든 항균 화학 성분을 일반 생활용품에서 제외해야 하며, 그렇지 않을 경우 이를 생산하는 업체가 직접 화학 성분이 무해하다는 것을 입증해야 한다고 발표한 바 있습니다.

　　항생제는 언제나 내성균의 등장이라는 위험을 안고 있습니다. 항균 비누를 즐겨 사용하면, 세균이 트리클로산에 대한 내성을 획득할 경우 항균 효과는 곧 사라집니다. 손을 씻을 때마다 항균 된다면 이는 오히려 내성을 부추기는 더욱 위험한 일이 될 수 있습니다.

　　주방에서 흔히 사용하는 항균 도마도 마찬가지입니다. 항균 효과도 의심스럽지만, 만약 항균이 제대로 된다면 더욱 큰 문제에 부딪치게 됩니다. 항균에 살아남은 세균은 내성을 갖게 되고, 그런 내성균이 음식물 조리 과정에 들어갈 수 있습니다.[13] 결국 항균 제품을 이용하는 것은 돈까지 들여 더 위험한 물건을 사용하는 격이지요. 특히 피부 질환이 있다면 항균 비누와 클렌저, 샴푸 사용을 중단하는 것이 좋습니다.

교란과 항생제 내성에 영향을 미치는 것으로 알려져 있습니다. 시중에서 판매되는 항균 제품 중 70% 이상에는 이 트리클로산이라는 항생제 성분이 포함돼 있습니다.

13) 곤도 마코토, 『의사에게 살해당하지 않는 47가지 방법』, 이근아 역(서울: 더난출판사, 2013), p.187.

유분 과다 화장품은 피하라

나이트크림이나 영양크림은 유분이 40%나 됩니다. 과다한 유분을 바르게 되면 피부에 비닐을 씌워놓은 것 같은 결과가 발생합니다.

민감하고 건조한 피부는 어떻게 관리해야 할까요? 우츠기식 관리법에 따르면 클렌저는 물론 화장품도 한순간에 끊어버릴 것을 제안합니다. 그렇게 하면 우리 피부가 스스로 회복한다는 것입니다.

물론 맞는 말입니다. 다만 초기에는 적응하기가 쉽지 않습니다. 피부보호막이 형성되는 데는 시간이 필요합니다. 길게는 석 달 이상이 걸릴 수도 있습니다. 이런 상황에서 보습제를 끊어버리면 피부는 건조하고 갈라질 수 있습니다.

그렇다고 보습제를 발라주면 피부는 천연 에멀전을 만드는 본래의 기능을 점차 잃게 됩니다. 여기서 필요한 것은 현재의 건조함을 해결하면서, 우리 피부가 본래 가지고 있던 기능을 온전히 회복할 수 있는 시간을 벌어주는 것입니다. 그러기 위해서는 가장 순한 것, 가장 자연에 가까운 것으로 피부가 가진 본래의 기능을 강화해야 합니다.

유분 화장품을 발라주는 것은 어떨까요? 건성피부에 유분 화장품을 바르는 것은 상식입니다. 건성피부에 크림을 과다하게 발라주면 각질층은 유분을 공급받아 일시적으로 촉촉해집니다. 그렇지만 떨어져 나가야 할 각질을 무리하게 붙여놓아 정상적인 각질 대사를 방해하는 결과로 이어집니다. 이것이 유분 화장품을 피해야 하는 첫 번째 이유입니다.

피부가 천연 에멀전을 생성하는 기능을 온전히 회복하게 하려면 유분이 많은 화장품은 사용하지 않는 것이 좋습니다. 흔히 말하는 영양크림이나 보습크림이란 것은 물과 기름을 섞어놓은 것에 불과합니다.

물과 기름이 어떻게 뒤섞여 있을까요? 물과 기름의 경계면을 허물어주는 유화제가 들어갔기 때문입니다. 유화제는 세제, 클렌저, 샴푸 등에 사용되는 합성 계면활성제를 말합니다. 이 합성 계면활성제를 과다하게 사용할 경우 피지막이 손상될 우려가 있습니다. 이것이 유분 화장품을 피해야 하는 두 번째 이유입니다.

세 번째 이유는 자외선 흡수를 촉진하기 때문입니다. 유분 화장품을 피부에 바르고 햇빛을 받으면, 바르지 않았을 경우와 비교해 2배나 많은 자외선을 흡수하는 것으로 나타났습니다. 적당한 자외선은 피부에 좋은 역할을 하지만 과도하면 탈이 날 수 있습니다.

피부는 자외선에 오래 노출될수록 각질층을 두껍게 만드는 성질을 갖고 있습니다. 유분 화장품을 바르고 있는 시간이 길어질수록 피부는 점점 자외선을 흡수하고, 그로 인해 각질 비후肥厚, 어떤 조직이나 기관이 과형성되어 크고 두툼해진 상태도 빨리 진행될 수밖에 없습니다.

네 번째는 유분 화장품이 피부 온도를 높여 기미를 생성할 수 있기 때문입니다. 간혹 얼굴이 번들거릴 정도로 크림을 바르고 잠을 자는 여성들이 있습니다. 이들은 영양크림, 나이트크림, 아이크림 등 다양한 이름을 붙인 화장품을 바르면서, 듬뿍 발라주면 영양 성분이 피부 깊숙이 들어갈 것이라는 기대를 갖고 있는 듯합니다.

그렇지만 이는 피부에 독을 바르는 것과 같습니다. 나이트크림이나 영양크림은 유분이 40%나 됩니다. 과다한 유분을 바르게 되면 피부에 비닐을 씌워놓은 것 같은 결과가 발생합니다. 피부는 호흡을 통해 일정한 피부 온도를 유지하는데, 유분막으로 방해를 받게 되는 것입니다.

그래서 비닐하우스 내부에 있는 것같이 피부의 온도가 올라가게 됩니다. 피부 온도가 높아지면 멜라닌의 생산이 왕성해집니다. 멜라노사이트 세포에서 계속 멜라닌을 만들어냅니다.

그 결과 건조한 피부에 효과를 보려고 바른 크림이 오히려 기미나 주근깨를 불러오는 역효과로 나타나게 됩니다. 피부를 좋아지게 하겠다는 일념으로 쏟아부은 돈과 시간에 대한 대가치곤 너무 가혹할 뿐입니다.

다섯 번째 이유는 밤에 활발하게 진행되는 세포의 재생을 방해하고, 찌꺼기 배출을 가로막기 때문입니다. 밤에는 피부 호흡이 낮보다 2배나 많아집니다. 피부의 찌꺼기도 주로 밤에 배출됩니다.

따라서 밤에는 피부의 호흡이 원활해야 합니다. 피부 호흡은 전체 호흡의 1% 정도에 불과하지만 피부의 컨디션에 직접적으로 작용합니다. 피부 호흡이 왕성하려면 피부가 폐 세포처럼 촉촉해야 합니다. 피부를 통과하는 혈액량이 풍부할 때 피부 호흡은 원활해집니다. 피부에 분포된 혈관이 가스 교환을 하기 때문입니다.

밤에 영양크림이나 나이트크림 같은 유분 화장품을 발라주면, 피부를 통과하는 혈액 순환이 자연스럽게 진행되지 않고, 피부 호흡도 원활하지 않게 됩니다. 매일 밤 이런 일을 되풀이하다 보면 피부 내부에는 미처 배출되지 못한 찌꺼기가 겹겹이 쌓이게 됩니다.

여섯 번째는 유분 화장품의 유분이 압력으로 작용해 피지선에도 악영향을 미치기 때문입니다. 원래 피지는 피부 표면의 피지 압력이 약해질 때 활발히 분비되어 피부의 표면으로 나오는 성질을 가지고 있습니다.

그것이 땀과 섞여 피부를 촉촉하고 부드럽게 해주는 것인데, 피부 표면에 항상 기름이 발라져 있으면 피부 표면의 압력이 강해져 피지는 나오려고 해도 나올 수가 없게 되는 것입니다. 이런 상태가 반복되는 사이에 피지선의 기능은 저하되고, 피부에도 나쁜 영향을 미치기 시작합니다.

유분 화장품은 일시적으로는 보습 효과를 주지만 장기적으로는 손실이 많습니다. 크림을 오랫동안 사용한 사람들의 피부를 현미경으로 보면 대부분 모공 주위에 염증이 있다고 합니다. 가능하면 크림은 사용하지 않는 것이 좋으며, 사용하더라도 최소한으로 줄이는 것이 좋습니다.

피부 관리 상식에 속지 말라

상식으로 알려진 사실이라고 해서 그것이 진리라고 단언할 수는 없습니다. 먼저 사실관계부터 확인할 필요가 있습니다.

"당신의 상식적인 피부 관리 습관이 홍조를 만들었다. 피부를 괴롭힌 대가가 홍조로 나타난 것이다."

이 말에 쉽사리 동의하기 어려울 겁니다. 사람들은 자신이 상식이라고 생각하는 것에 절대적인 확신이 있기 때문입니다. 대다수의 사람이 일상에서 자주 듣는 조언이 '상식으로 돌아가라' '상식 선에서 해결하라'는 말입니다. 평생 축적해온 일반적인 지혜가 얽혀 있는 상식은 다른 주장을 받아들이기 힘들게 만들 겁니다.

더군다나 전문가들이 공통적으로 제안하는 피부관리법이 잘못된 것이라고 하면 더더욱 인정하기 어려울 것입니다. 하지만 진화는 언제나 기존의 질서와 상식에 대한 거부에서 시작됩니다. 인간이 자신의 믿음을 의심하는 것은 결코 쉬운 일이 아니지만, 새로운 발전을 이루기 위한 첫걸음이 여기서 시작됩니다. 우리가 믿고 있는 모든 것이 옳을 가능성은 사실상 제로입니다.

새로운 피부 관리 상식은 '클렌징 습관이 홍조의 주범'이라고 단언

합니다. 이런 주장에 동의하기 어렵다는 사람도 많을 겁니다. 피부에 화장품 찌꺼기나 노폐물이 있으면 피부를 망친다는 믿음에서 벗어나기가 쉽지 않기 때문입니다.

김○○ 씨도 자신의 믿음을 따르다 피부보호막이 손상된 분입니다. 홍조가 시작된 지는 거의 8~9년 된 것 같다고 합니다. 감정 홍조와 피부장벽이 얇아진 홍조로 인해 얼굴은 수시로 달아올라 사회생활을 하는 데도 너무 힘들었다고 합니다.

김 씨는 자신의 클렌징 습관 때문에 피부가 얇아졌다는 것을 알고 있었기 때문에 피부과에는 가지 않았던 것 같습니다. 대신 홍조에 좋다는 한약을 먹고, 화장품도 빠짐없이 사용하고, 피부관리실도 자주 이용했다고 합니다. 하지만 홍조는 개선되기는커녕 점점 심해져만 갔습니다. 주위에서는 걱정스러운 말들을 했지만, 영혼 없는 위로를 해주는 사람들과의 만남도 싫었고, 거울도 보지 않았다고 합니다. 낮에는 커버력 좋은 파운데이션과 두꺼운 컨실러로 덧칠한 채 생활하고, 저녁에는 몇 번에 걸쳐 클렌징을 하는 악순환의 연속이었다는군요.

"TV에 나오는 전문가들이 깨끗하게 씻어내는 것이 중요하다고 해서 3차 세안까지 했습니다. 피부에 좋다고 해서 필링과 각질 제거까지 했어요. 피부장벽을 훼손하는 일들을 연속적으로 실행한 것이지요. 시간이 갈수록 피부는 민감해졌고, 민얼굴로 있으면 따가움까지 느껴졌어요. 클렌징 습관 때문에 피부장벽이 약해졌다는 것은 알았지만 어떻게 해야 할지 몰랐어요."

피부 관리 상식을 믿고 실천한 김 씨의 피부가 홍조로까지 악화된 이유는 무엇일까요? 상식이 잘못된 것이지요. 상식으로 알려진 사실이라고 해서 그것이 진리라고 단언할 수는 없습니다. 먼저 사실관계부터 확인할 필요가 있습니다.

물론 아무리 진실을 이야기해도 많은 사람이 믿는 '상식'과 다르면 받아들이기가 쉽지 않습니다. 여기서 '많은 사람이 옳다고 믿는 상식'이란 것에 대해 짚고 넘어갈 필요가 있을 것 같습니다.

도대체 상식이 뭘까요? 위키백과사전은 '사회의 구성원이 공유하는, 당연한 것으로 여기는 지식'이라고 말하고 있습니다. 우리는 많은 사람이 같은 말을 하면 진실이라고 믿기 쉽습니다. 아무리 거짓이더라도 여러 번 반복하다 보면 그렇게 될 수밖에 없습니다.

요즘 유행하는 가짜뉴스라는 것은 분명 가짜 정보입니다. 하지만 매스컴을 타고 널리 퍼질 경우 상식으로 정착되는 경우가 많습니다. 옳고 그름과는 관계가 없습니다. 사람들은 자신이 믿는 것, 그리고 많은 사람이 믿는 것은 진실 여부와 상관없이 옳다고 생각하는 경향이 있습니다.

문제는 잘못된 상식은 잘못된 결과를 가져올 수 있다는 점입니다. 서양의 중세시대에는 마녀가 흑사병을 일으킨다는 것이 상식이었습니다. 수백 년 동안 그렇게 믿었습니다. 잘못된 상식으로 100만 명이나 되는 무고한 여성이 화형당했습니다.

의학적 지식이 옳다는 것도 상식입니다. 하지만 의학적 지식도 시대에 따라 끊임없이 변화되어왔습니다. 불과 몇 년 전만 해도 콜레스테롤은 모두 나쁘다는 것이 상식이었습니다. 달걀이나 새우조차 먹지 말라는 것이 전문가들의 말이었습니다.[14]

의료기관의 잘못으로 환자가 사망하는 경우도 상상 이상으로 많습니다.[15] 아툴 가완디Atul Gawande 박사도 자신의 책 『나는 고백한다 현대 의학을』Complications에서, "의학은 불완전한 과학, 부단히 변화하는 지식, 불확실한 정보, 오류에 빠지기 쉬운 인간의 모험, 목숨을 건 줄다리기"라고 정의하고 있습니다. 잘못된 상식이 얼마나 위험할 수 있는지를 잘 보여주는 사례가 아닐까 합니다.

전문가들이 가진 비밀 가운데 하나는 '결과가 이론과 맞지 않을 때는 사실을 바꿀 수 있다'는 것입니다. 아인슈타인조차 "사실이 이론과 맞지 않을 경우, 사실을 바꾸라"라고 말했을 정도입니다.

사실과 결과는 모든 이론에 우선해야 합니다. 하지만 연구자들에게 사실이나 결과는 이론을 입증하기 위한 도구로 전락할 수도 있습니다. 전문가들에게 진실사실은 별로 중요한 것이 아니기 때문입니다. 이들에게 진실은 자신이 '믿는 것'이론입니다. 아니면 그들의 경력이

---

14) 지금은 나쁜 콜레스테롤과 좋은 콜레스테롤로 구분해 말하고 있습니다. 그러나 과거의 잘못된 주장에 대해 반성하는 말은 아직까지 들어보지 못했습니다. '좋은'과 '나쁜'이라는 구분도 애매모호합니다. 훗날 드러날 진실은 어떤 모습일지 궁금합니다. 지금도 콜레스테롤 유해론이 잘못되었다는 연구 결과가 적지 않기 때문입니다.

15) 2016년 5월 존스 홉킨스 의대 교수 마틴 마카리 박사 연구팀이 《브리티시 메디컬 저널》에 발표한 자료에 따르면, 미국에서 의료과실로 인한 사망자가 한 해 25만 명에 달한다고 합니다. 자동차 사고로 사망한 3만 4천 명의 일곱 배가 넘는 숫자입니다.

나 지위를 유지하고 연구자금을 최대로 조달할 수 있게 해주는 것이 진실이라는 우울한 주장도 있습니다. 과학저널리스트 데이비드 프리드먼은 "만약 과학자가 어떤 결과를 원한다면, 그는 의식적이든 무의식적이든 몇 가지 부정행위를 통해서라도 그 결과를 얻을 것이다"라고 말하고 있습니다.[16)]

그렇다면 잘못된 의학 상식에 휘둘리지 않으려면 어떻게 해야 할까요? 우리는 좀 더 현명해지고, 상식을 대하는 자세를 수정할 필요가 있습니다.

첫째, 결과로 입증할 수 있어야 합니다. 노벨물리학상을 수상한 리처드 파인만 박사는 "이론의 논리정연함을 주장하지 말라. 연구 결과로 말할 수 없다면 당신의 주장은 틀렸다"고 말했습니다.

결과로 입증되지 않는 상식은 틀린 답입니다. 많이 배운 지식인일수록 이론에 집착하는 경우가 많습니다. 현상이 이론에 맞지 않을 때 현상이 잘못되었다고 주장하는 목소리도 적지 않습니다. 자연현상은 절대적인 것입니다. 과학이론은 자연현상을 설명하기 위한 것입니다. 이론과 현상이 맞지 않다면 무조건 이론이 잘못된 것으로 봐야 합니다.[17)]

---

16) 데이비드 프리드먼, 『거짓말을 파는 스페셜리스트』, 안종희 역(서울: 지식갤러리, 2011), pp.163-164.

17) 예를 들어 중력은 본래부터 존재하고 있었고, 이것은 진리입니다. 뉴턴이 이것을 만유인력의 법칙으로 정리했을 뿐입니다. 뉴턴의 이론이 맞지 않다고 해서 중력이 잘못된 것이라고 하지는 않을 것입니다. 실제로 당시에는 뉴턴의 만유인력에 대한 공식이 '옳

이런 측면에서 기상이변이라는 용어도 잘못된 겁니다. 과학적 이론으로는 기상현상을 설명하지 못하기 때문에 기상이 이변을 일으켰다고 주장하는 겁니다. 자연현상은 이변이 아닙니다. 이론으로 설명하지 못할 뿐이지요. 우리가 현명한 판단을 하기 위해 살펴야 하는 것은 이론이 아니라 결과입니다. 이론은 얼마든지 잘못될 수 있다는 것을 인식할 필요가 있습니다.

둘째, 의사는 사람의 건강과 의학에 관해 모든 것을 알고 있는 존재가 아니라는 점입니다. 인간의 지식이나 상식은 변하기 마련입니다. 의학 지식도 변할 수밖에 없습니다. 의사도 인간이며, 모든 것을 알지는 못합니다. 좋은 의사는 자신이 부족하다는 사실을 깨닫고, 환자의 건강에 도움이 될 만한 자료를 선별해 환자에게 전달하는 사람입니다. 최근에는 엄청난 지식과 연구 결과가 한꺼번에 쏟아져 나오고 있습니다. 그 방대한 정보를 빼먹지 않고 모두 챙길 수 있는 의사는 그 어디에도 없습니다. 시드니 베웰 박사하버드 의대 학장는 의대생들에게 "여러분이 배운 지식의 절반은 향후 10년 이내에 거짓으로 판명될 것"이라고 밝히기도 했습니다.[18]

셋째, 이해관계가 얽혀 있는 것은 아닌가 하는 의심이 필요합니다. 어떤 상식이든 한번쯤은 뒤집어 생각해볼 필요가 있습니다.

제가 대학 다닐 때 학교에 익명의 대자보가 붙는 경우가 종종 있었

다'고 인정되었지만, 수백 년 후 아인슈타인의 실험으로 이론에 오차가 있음이 밝혀졌습니다.

18) 켄 베리, 『의사의 거짓말, 가짜 건강상식』, 한소영 역(서울: 코리아닷컴, 2019), pp.34-38.

습니다. 그럴 때 누가 붙였는지 알아낼 수 있는 질문이 하나 있습니다.

"누구에게 이익이 돌아가는가?"

그 주장으로 인해 결과적으로 누구에게 이익이 돌아가는지를 살펴보면 됩니다. 일반적으로 이해관계로 얽혀 있는 사람의 말은 듣지 않는 것이 좋다는 말이 있습니다.

탈무드에 이런 말이 있습니다.

"의사가 하는 건강 조언은 듣지 않는 것이 좋다."

이해관계로 얽혀 있는 사람의 조언은 일단 의심해볼 필요가 있습니다.

넷째, 주위의 유혹에 흔들리지 말아야 합니다. 거대한 의료산업은 불안을 참을 필요가 없다는 생각을 사람들에게 심어주려고 안간힘을 씁니다. 약이 불안과 고통을 해결할 수 있다고 유혹하면서 인간적인 고민을 의료의 대상으로 만들어 버렸습니다. 하지만 의사가 처방해주는 약에만 의존하고 스스로는 아무것도 하지 않는다면 그것은 바람직한 치료가 아닙니다. 의학의 지나친 개입이 사람들을 수동적인 치료에 의존하게 만든 것은 아닐까요?

수동적으로 길들여진 우리는, 지금 당장 결과를 얻거나 편하고 기분 좋은 쪽으로 눈이 돌아갈 수밖에 없습니다. 그래서 스테로이드나 레이저 시술, 성형 수술을 아무렇지도 않게 선택합니다. 부작용이 많다는 경고도 자신에게는 해당되지 않는 이야기로 받아들입니다. 믿고 싶은 쪽으로 생각이 움직이고 행동하게 되는 것은 당연한 일입니다.

다섯째, 치료방법이 복잡한 이론, 고비용, 고가의 장비 등을 요구한다면 의심할 필요가 있습니다. 대형병원에서 신상神象처럼 자리 잡고 있는 첨단장비들도 주로 치료 장비가 아니라 진단 장비입니다. 치료 장비들은 수십 년 동안 별다른 발전을 보이지 않고 있습니다.

우리 몸은 첨단장비나 약이 고치는 것이 아닙니다. 우리 스스로 고치는 것입니다. 프랑스의 사상가 볼테르는 "의학기술은 자연 치유가 되는 동안 환자를 즐겁게 해주기 위해 존재한다"고 말했습니다. 의사들이 제일 두려워하는 것은 '환자가 자신의 몸이 스스로 치유한다는 사실을 깨닫는 것'이라는 우스갯소리도 있습니다.

진실은 언제나 단순합니다. 어떤 것을 스스로도 잘 이해하지 못하고 실제 본인도 실천하지 못하는 사람들이 복잡하고 어려운 용어를 인용하면서 상대방을 복종시키려 합니다. 사기꾼들이 말이 많은 이유도 여기에 있다고 합니다.

우리는 스스로의 치유 능력을 믿어야 합니다. 우리는 훌륭하게 창조되었고, 우리 몸은 놀라운 재생능력과 자기 치유 능력을 갖고 있습니다. 물론 이렇게 생각을 바꾸는 것이 두려울 수 있습니다. 변화는 두려움을 동반하기 때문입니다. 하지만 무엇인가를 얻기 위해서는 반드시 변화라는 과정을 거쳐야 합니다. 고통 없이 얻을 수 있는 것은 아무것도 없습니다.

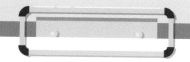

피부장벽 복원이 늦어지는 6가지 이유

약한 홍조의 경우 1~3개월, 레이저 등으로 손상이 많은 경우에도 6개월 정도면 좋아지는 것이 일반적입니다. 그런데 1년이 되어도 치유가 되지 않는 사례도 있습니다. 왜 이런 현상이 벌어질까요? 치유가 늦어지는 분들의 사례를 정리해보니 몇 가지 공통점이 발견되었습니다.

1. 자신도 모르는 사이에 각질을 제거하고 있는 경우입니다. 얼굴의 각질을 수건이나 손으로 밀어내면 피부장벽 복원의 길은 점점 멀어지게 됩니다. 피부관리실, 클렌저, 스크럽 등도 같은 결과를 초래합니다.
2. 위장의 기능이 떨어져 소화흡수를 제대로 하지 못하면 치유가 늦어집니다. 위장과 장에서 영양분을 흡수해야 피부세포 재생을 촉진합니다.
3. 단백질 섭취, 특히 육류 섭취가 부족할 때 치유가 늦어집니다. 인간의 피부는 단백질이 주성분입니다. 단백질 섭취가 부족하면 피부세포의 재생도 늦어지게 됩니다.
4. 수면이 부족할 때 치유가 늦어집니다. 특히 밤 11시부터 새벽 2시 사이에 성장호르몬이 분비되는데, 이 시간의 수면이 부족하면 회복이 늦어집니다.
5. 레이저나 연고류를 사용했을 때도 치유가 늦어집니다. 연고류를 사용하면 피부에 독소가 축적되어 트러블의 원인이 됩니다. 레이저는 세포와 혈관에 손상을 가해 치유를 심각하게 방해합니다.
6. 골반 균형이 깨졌을 때도 이런 현상이 나타납니다. 골반이 틀어지면 열이 상체로 솟구치는 경우가 많습니다. 위와 장의 기능도 떨어질 수밖에 없습니다. 장의 기능이 떨어지면 열감이나 독소가 얼굴로 올라올 수 있습니다.

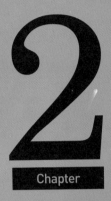

2
Chapter

홍조를 부르는
피부 관리 습관

피부에 대한 잘못된 상식이 어떤 피부 관리 습관을 만드는지,
그리고 그 잘못된 피부 관리 습관이 피부를 어떻게 망치는지에 대해
구체적인 사례와 최근 연구 결과를 바탕으로 살펴보고자 합니다.

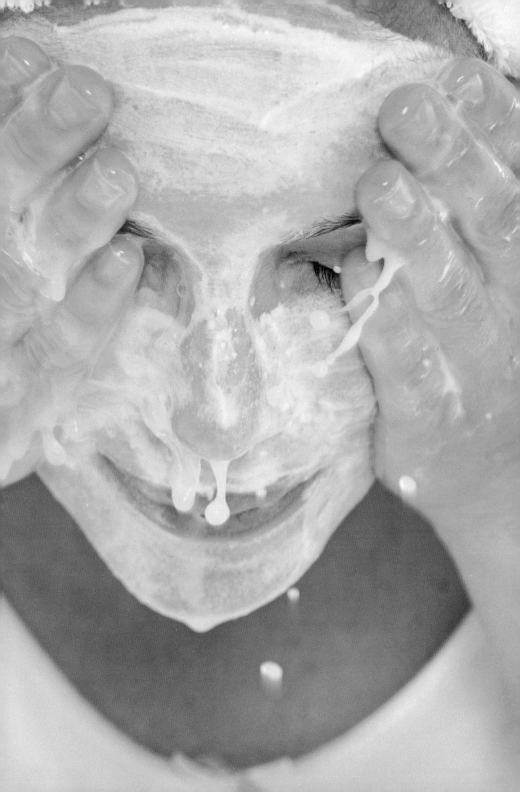

클렌징은 피부에 대한 테러다

기름때 묻은 접시나 세면대를 닦을 수 있을 정도의 세정력을 가진 클렌저로 얼굴을 문질러대면서 건강한 피부를 기대하는 것은 무리입니다.

화장품 찌꺼기와 클렌저 가운데 어떤 것이 더 나쁠까요? TV 등 매스컴에서는 "화장은 하는 것보다 지우는 것이 더 중요하다"는 상식이 지배하고 있습니다. 클렌징 용품을 판매하는 화장품 업체의 주장이기는 하지만, 어느 정도는 맞는 말입니다.

흔히 피부 전문가들은 철저한 세안으로 피부를 깨끗이 하는 것이 중요하다고 강조합니다. 각종 유해 물질에 피부가 장기간 노출되면 피부 노화가 촉진되며, 땀과 피지를 제대로 제거하기 위해서는 이중 세안이나 폼클렌징 등으로 피부를 관리해야 한다는 논리입니다. 이런 상식에 대해 우리는 한번도 의심해보지 않았습니다.

진실은 어떨까요? 정말 그럴까요? 이제는 한번쯤 의심해봐야 하지 않을까요? 저는 화장품 찌꺼기와 클렌저 중 어떤 것이 더 나쁠까에 대한 궁금증을 풀어줄 단서를 어느 피부과 전문의의 연구에서 찾았습니다.

독일의 피부과 전문의 옐 아들러는 "화장품 찌꺼기가 피부에 남아 있더라도, 클렌징 크림이나 워터를 쓰는 것보다는 피부에 덜 해롭다" 고 했습니다. 화장품을 두껍게 바른 게 아니라면 물로만 씻어도 되며, 혹시 남아 있을 화장품 찌꺼기는 수건만으로도 충분히 닦인다고 합니다.[1]

아들러 박사는 화장품 회사들이 말하는 피부 관리 순서대로 하는 것은 어리석은 행위라고 했습니다. 클렌징 제품으로 씻어낸 뒤 토너로 피부를 진정시키고, 클렌징 제품이 씻어낸 유분과 수분을 돌려줄 크림을 바르는 것은 '피부에 대한 테러'라고 했습니다. 아무리 건강하고 튼튼한 피부라도 이런 공격을 지속적으로 받으면 건조, 가려움, 알레르기 같은 증상을 보인다는 겁니다.

이쯤 되면 상식이 수정되어야 하지 않을까요?

"클렌징은 피부에 대한 테러다."

김○○ 씨의 경우 클렌징이 피부에 대한 테러임을 실감한 사례입니다. 김 씨는 지루성 피부염으로 얼굴이 뒤집어지는 증상이 있었습니다. 거울 보고 화장하는 것도 싫고, 사람 만나는 것조차 싫고, 피부 고민으로 죽고 싶은 심정이었답니다. 피부가 뒤집어질 때마다 약한 스테로이드데스오웬 로션를 바르곤 했는데, 어느 날 연고를 바르지 않은 상태의 피부를 보곤 기겁했다고 합니다.

---

1) 옐 아들러, 『매력적인 피부 여행』, 배명자 역(서울: 와이즈베리, 2017), p.212.

김 씨는 당장 클렌징 대신 물 세안을 하고 베이비겔을 사용했습니다. 그리고 세안 습관을 바꾼 지 3개월 만에 홍조에서 탈출할 수 있었습니다.

"3년 가까이 딥클렌징 되는 클렌징폼을 사용하면서 한 번도 이 클렌저에 문제가 있을 것이라고는 생각지 못했습니다. 진작 알았더라면 …. 정말 너무너무 속상하고 분해요. 클렌저가 얼마나 유해한지는 생각지도 못하고, 그저 보기 싫다고 스테로이드로 덮으려고만 했던 제가 한심하네요. 주인 잘못 만난 피부한테도 너무 미안하고요 …."

클렌저의 세정력을 알 수 있는 방법은 간단합니다. 클렌저를 수세미나 스펀지에 묻혀 거품을 낸 다음 세면대나 변기를 닦아보세요. 눈부시게 깨끗해지는 것을 확인할 수 있을 겁니다.

클렌징 용품들은 주방세제와 동일한 계면활성제를 사용하기 때문입니다. 더구나 클렌저에는 주방세제에도 없는 미세플라스틱까지 들어 있어 세정력이 더욱 강합니다. 기름때 묻은 접시나 세면대를 닦을 수 있을 정도의 세정력을 가진 클렌저로 얼굴을 문질러대면서 건강한 피부를 기대하는 것은 무리입니다.

브러시를 이용하는 클렌저는 더욱 위험합니다. 굉장히 부드러운 브러시를 강조하면서 '피부에는 손상을 주지 않으면서 모공에 있는 노폐물까지 깨끗하게 제거할 수 있다'는 식의 광고를 볼 때마다 아찔함을 느낍니다.

브러시가 아무리 부드러워도 그것은 중요한 것이 아닙니다. 계면활성제로 문질러댄다는 것이 핵심입니다. 맨손으로 거품을 내 세안을 해도 피부장벽이 손상되는데, 하물며 회전하는 브러시로 문질러대면 어떻게 될까요?

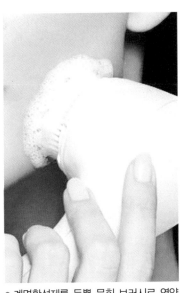

지루성 피부의 경우 과도한 클렌징은 오히려 상황을 더욱 악화시킵니다. 계면활성제에 의해 피부장벽만 손상될 뿐이지 피부 깊은 곳에 위치한 피지선은 멀쩡합

● 계면활성제를 듬뿍 묻힌 브러시로 연약한 피부를 문질러대면 어떻게 될까요?

니다. 이런 경우 피부는 건조한데 피지는 번들거리는 이상한 현상이 벌어지는 것입니다.

코 주사도 과도한 클렌징이 원인인 경우가 많습니다. 최근 들어 코가 붉어지는 이른바 딸기코로 고통받는 분이 많습니다. 의외로 치유하기도 어렵습니다. 병원에서도 레이저 말고는 뚜렷한 해결방안이 없습니다. 이분들의 공통점은 코에 피지가 많이 생겨 클렌징을 열심히 했다는 것입니다. 코에 피지가 많이 발생하니, 열심히 씻어내는 행동은 자연스러운 것입니다. 그렇지만 과다하게 씻어내면 우리 몸은 더 많은 피지를 생성하는 것으로 대응한다는 사실을 알아야 합니다.

피지가 과잉 생산된 것은 클렌징이 과도했기 때문입니다. 클렌징을 하지 않으면 인체가 피지를 만들 필요를 느끼지 못하기 때문에 저절로 그 양을 조절하게 됩니다. 즉, 인체는 과다하게 세정을 하면 그에 비례해 과다하게 피지를 생성하고, 세정을 줄이면 피지 생성량도 스스로 줄이게 됩니다.

문제는 코처럼 피부장벽이 얇은 부분은 합성 계면활성제를 사용한 클렌징에 더욱 취약하다는 점입니다. 클렌저에 들어 있는 합성 계면활성제는 코의 피부장벽을 녹여버리고, 결국 주사로 나아가게 합니다. 이때의 대처법도 단순합니다. 클렌징을 중단하기만 해도 몸은 스스로 회복합니다.

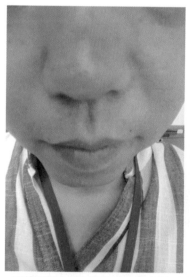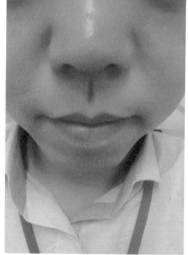

● 6개월 만에 코의 주사가 많이 좋아졌습니다.

고3 아들의 학원 선생님과 상담을 했는데, 선생님의 코가 유난히 붉은 것이 눈에 띄었습니다. 진학 상담은 뒷전이 되고, 선생님의 코에 대해 더 많은 대화를 나누게 되었습니다.

"선생님, 코 때문에 스트레스 많이 받으시겠어요."
"네 …. 별 방법을 다 써봐도 고칠 수가 없네요."
"제가 고칠 수 있는 방법을 알려드리겠습니다. 대신 선생님은 사진을 제게 제공해주세요."

이렇게 선생님과의 거래가 시작되었습니다. 조건은 단 하나, 클렌저를 사용하지 않는다는 것이었습니다. 그리고 자미원 올인원겔과 크림을 드렸습니다.

6개월 뒤 선생님께서 좋은 소식을 들려주셨습니다. 아직 완전히 치유되지는 않았지만 80~90%는 치유된 것 같다는 것이었습니다.

인체는 그냥 두면 스스로 치유합니다. 건조하다고 유분이 많은 크림을 바르면 우리 몸이 피지 생산을 게을리하게 됩니다. 유분을 발라주는데 굳이 생산할 이유가 없겠죠.

잠자기 전에 콜드크림이나 영양크림 등을 바르는 습관은 피부를 건성으로 끌고 갑니다. 유분을 잔뜩 발라놓으면, 바른 직후에는 촉촉한 것처럼 느껴지지만, 그것은 피부가 회복되어서가 아니라 유분 때문입니다. 이 과정에서 피부는 스스로 피지를 만들어낼 이유가 없어져버립니다. 이런 방법으로 관리하면 시간이 갈수록 건조하게 됩니다.

합성 계면활성제 VS 천연 유래 계면활성제

2011년에 가습기 살균제로 인해 사람들이 사망하거나 폐질환과 전신질환에 걸린 사건이 있었는데, 그 살균제 주성분이 합성 계면활성제입니다.

아들러 박사가 표현한 대로 피부에 '테러'를 가하고 있는 합성 계면활성제界面活性劑의 실체는 무엇일까요? 계면界面은 접촉되는 면을 의미하고, 계면활성제는 그 표면을 활성화하는 물질을 의미합니다. 물 표면의 표면장력을 파괴해 다른 물질로 쉽게 침투하는 역할을 하는 것이지요. 즉, 계면활성제란 물과 기름이 잘 섞이도록 만들어주는 역할을 하는 성분이라 할 수 있습니다.

계면활성제에는 자연에서 얻은 성분으로 만든 천연 계면활성제와 화학적인 결합물로 된 합성 계면활성제 두 종류가 있습니다.[2]

우리가 일반적으로 생활에서 접하는 계면활성제는 거의 대부분 합성 계면활성제로 보면 될 것 같습니다. 폼클렌저, 주방세제, 샴푸, 거품 목욕제, 바디 클렌저 등의 구성성분이 합성 계면활성제라고 생각

---

2) 기능에 따라 구분하면, 세정제(피부나 모발의 세정을 위해 사용), 유화제(서로 섞이지 않는 액체의 유화를 위해 사용), 가용화제(물에 녹지 않는 물질을 녹이기 위해 사용) 등으로 분류됩니다.

하면 됩니다.[3]

합성 계면활성제의 대표적인 것은 설페이트sulfate라고 불리는 성분입니다.[4] 이 설페이트계 계면활성제를 선호하는 이유는 환경변화에도 세정력을 잃지 않는다는 특성과 저렴한 가격 때문입니다.

그렇지만 설페이트는 부작용이 만만치 않습니다. 설페이트는 피부의 지방막을 녹이고 침투할 경우 세포 내의 단백질을 변성시킬 수 있습니다. 또 체내에 유입될 경우 간 기능 장애를 일으킬 가능성이 있으며, 면역기능 저하를 통해 비염, 천식, 아토피 등을 유발할 수 있습니다. 얼마 전 수백 명의 생명을 앗아가 세상을 놀라게 했던 가습기 살균제의 주성분이기도 합니다.

합성 계면활성제는 세정력이 너무 강해 피부의 보호막까지 제거해버린다는 점이 문제입니다. 피부장벽이 파괴되면 피부 속 수분이 증발해 피부는 빠르게 건조해지며 주름이 생기고 노화가 급속도로 진행됩니다. 또 당연히 피부도 피해를 입게 됩니다.[5]

세포·유전자 전문가 박철원 박사는 "합성 계면활성제는 우리 몸

---

3) 합성 계면활성제가 30~40% 정도 들어 있는 것이 주방세제라면, 폼클렌저는 이보다 약간 적은 10~20%가 들어 있는 수준입니다.

4) SLS(Sodium Laureth Sulfate, 소듐라우레스설페이트), SLES(Sodium Lauryl Ether Sulfate, 소듐라우릴에테르설페이트), ALE(Ammonium Laureth Sulfate, 암모늄라우레스설페이트) 등이 설페이트계 계면활성제입니다.

5) 피부장벽이 어느 정도로 유지되고 있는지는 세수할 때 확인해볼 수 있습니다. 건강한 피부는 물을 튕겨냅니다. 피부를 통해 수분이 흡수되지 않는 피부가 건강한 피부입니다.

의 단백질을 변성시킨다"고 말하고 있습니다.[6]

단백질을 변성시킨다는 것은 우리 몸을 파괴한다는 의미입니다. 생명을 유지하는 기본물질은 단백질, 지방, 탄수화물이며, 이 중 단백질이 으뜸이라 할 수 있기 때문입니다.

단백질은 근육을 생각하면 될 것 같습니다. 인간에게 운동능력을 부여하거나, 효소로서 생체 내에서 일어나는 모든 생화학 반응을 조절하는 촉매작용을 하는 것이 단백질입니다. 소화작용도 효소 단백질에 의한 생화학 반응입니다.

단백질이 합성 계면활성제에 의해 변성이 일어나면 어떻게 될까요? 박철원 박사는 혈액 단백질을 예로 들고 있습니다. 적혈구의 헤모글로빈 단백질은 산소를 각 기관에 운반하고, 이산화탄소를 허파로 운반합니다. 만약 헤모글로빈 단백질이 합성 계면활성제에 의해 변성된다면 구조를 유지할 수 없고, 생명이 위태로워질 수도 있습니다.

합성 계면활성제는 단백질을 변성시키는 특성으로 인해 탈모를 유발하기도 합니다. 탈모와 모낭염이 걱정된다면 당장 샴푸 사용을 중단해야 합니다. 샴푸 사용 후 두피에 세정제가 남아 있을 경우 두피 각질층으로 침투해 모낭세포를 공격함으로 탈모를 더욱 가속화할 수 있기 때문입니다.

오○○ 씨도 샴푸로 인해 두피 염증과 탈모를 경험했습니다. 이분

---

6) 박철원, 『세포 파괴와 암을 유발하는 샴푸와 주방세제의 유해 물질들』(서울: 북랩, 2014), pp.61-68.

은 샴푸를 오랫동안 사용하면서 두피에 염증이 생겼습니다. 병원에서는 모낭염이라고 했고, 10여 년 넘게 고생했습니다. 피부과는 물론 한의원 치료도 아무런 효과를 보지 못했습니다. 급기야 탈모까지 이어졌는데 자미원 헤어 비누를 사용한 후 염증이 현저히 줄어들었다고 합니다.

"헤어 비누로 머리를 감은 지 불과 보름 만에 붉은 기가 더 가라앉았어요. 한의원에서 만들어 파는 샴푸보다 훨씬 효과가 좋았어요. 서양의학에서 불치병이라고 하는 모낭염도 잡을 수 있을 것 같아요. 비누 하나로 좋아지는 걸 보니 어이가 없네요."

그렇다면 천연 계면활성제는 무엇일까요? 최근에는 천연 계면활성제라고 하지 않고 천연 '유래' 계면활성제라고 하는데, 그 이유는 합

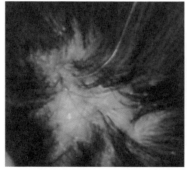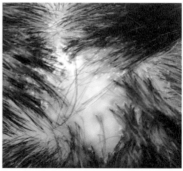

● 두피의 붉은 염증이 보름 만에 줄어들었습니다. 샴푸를 비누로 바꾸는 것만으로 얻은 성과입니다.

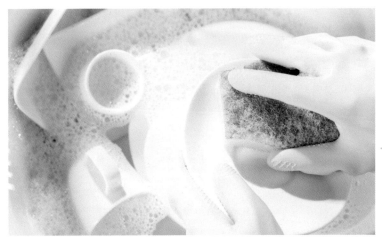

● 설거지를 맨손으로 하면 계면활성제에 의해 피부장벽이 손상되어 주부습진이 발생할 수 있습니다. 마찬가지로 클렌저(계면활성제)를 사용해 피부장벽이 손상되는 것이 홍조입니다.

성 과정에서 가공이 되기 때문입니다. 천연 유래 계면활성제는 합성 계면활성제와는 달리 피부 점막을 과하게 자극하지 않는 정도의 순한 성질을 갖고 있습니다.

　계란 노른자나 콩기름에 많이 들어 있는 레시틴이나 코코넛, 야자 등 식물의 오일에서 얻는 지방산 등을 천연 유래 계면활성제라고 부릅니다. 자연에서 얻는 천연 유래 계면활성제는 피부에 자극이 적다는 장점이 있습니다. 하지만 천연 유지가 부족해지면서 그 원료 가격이 합성 계면활성제보다 비싸다는 문제가 있습니다.

　또 계면활성력이 낮고, 거품이 합성 제품에 비해 미세하지 않아 사용감이 떨어진다는 문제도 있습니다. 이런 특성 때문에 소비자들은 천연 유래 계면활성제가 좋다는 것을 알면서도 쉽사리 선택하기 어렵습니다.

현재 시중에서 판매되고 있는 천연 유래 계면활성제 샴푸의 경우에도 사용감이 좋지 않다는 평가가 대부분입니다. 머리를 감을 때 거품이 제대로 일어나지 않으며, 감은 후에도 머리카락이 뻣뻣하다는 것입니다.

그럼에도 유독물질인 합성 계면활성제가 우리에게 미치는 악영향에 비할 바는 못 됩니다. 더구나 몇 가지 불편한 점만 개선된다면 우리 몸에는 훨씬 좋은 선택이 될 것입니다.

합성 계면활성제로 가장 쉽게 피해를 입을 수 있는 것은 단백질 구조입니다. 호흡기 단백질을 파괴할 경우에는 생명을 위태롭게 할 수 있습니다. 실제로 2011년에 가습기 살균제로 인해 사람들이 사망하거나 폐질환과 전신질환에 걸린 사건이 있었는데, 그 살균제 주성분이 합성 계면활성제입니다.[7]

그런데 이 사건은 가습기 살균제가 출시된 1997년 이후부터 시작되었다고 추정되지만, 알려지기 시작한 것은 2011년 4월부터였습니다. 왜 이렇게 오랜 시간이 지난 뒤에야 알려졌을까요? 화학물질에 의한 피해는 원인을 밝히기 어려운 측면이 있고, 워낙 천천히 진행되다 보니 이렇게 늦어진 것 아닌가 합니다.

---

7) 가습기 살균제 참사가 세상에 알려지고 9년간 연평균 150명의 사망자가 늘어나고 있습니다. 2019년 정부에 접수된 피해자 수는 6,616명이며, 사망자는 1,452명으로 집계됐습니다(2019년 11월 1일 기준).

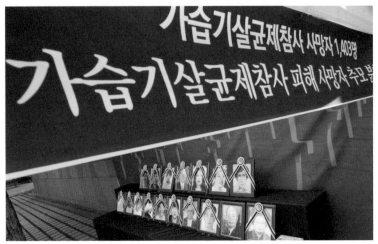

● 가습기 살균제 사건의 주범은 합성 계면활성제입니다. 합성 계면활성제가 폐의 단백질을 손상시켜 생명까지 앗아간 것입니다.

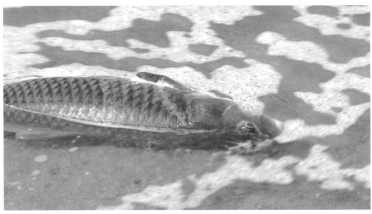

● 하천에 방류된 합성 계면활성제에 의해 폐사한 물고기. 합성 계면활성제는 아가미 단백질을 파괴함으로써 물고기를 죽음에 이르게 합니다.

합성 계면활성제는 어떤 원리로 호흡기를 파괴하고 생명까지 앗아가는 걸까요? 먼저 합성 계면활성제 성분이 호흡기를 통해 인체에 들어가면, 피부장벽이 전혀 없는 호흡 상피세포의 세포막은 곧장 파괴되기 시작합니다.

허파의 세포막이 파괴되면 세포가 죽을 수밖에 없습니다. 세포가 공격을 받게 되면 염증이 발생하고, 곧이어 섬유화폐섬유증가 일어나게 됩니다. 즉, 허파 세포가 합성 계면활성제의 공격을 받게 되면, 폐섬유증이 발생하고 결국 허파의 기능이 파괴되는 것입니다.

피부가 민감한 사람이 맨손으로 설거지를 하면 합성 계면활성제가 피부보호막을 파괴하고 피부에 침투해 염증을 일으키게 됩니다. 그렇다면 합성 계면활성제는 어떤 경로로 피부에 침투할까요? 이는 피부 방어막이 파괴되는 원리와도 비슷합니다.

합성 계면활성제는 피부 제일 바깥쪽에서 우리 몸을 방어하는 피부보호막부터 공격합니다. 피부보호막은 케라틴 단백질과 다양한 종류의 지방질로 이루어져 있으며, 외부환경으로부터 각종 병원균과 유해물질을 차단하는 역할을 합니다. 또 몸 안쪽으로부터 수분 유출을 효과적으로 차단해 건강한 피부 상태를 유지하도록 도와줍니다.[8]

합성 계면활성제는 피부장벽을 구성하는 각질세포의 케라틴 단백

---

8) 피부보호막의 최전선인 각질층은 곧 피부장벽이며 죽은 세포인 각질세포가 20여 층 쌓여서 이루어집니다. 각질세포 안에는 주로 케라틴 단백질이 존재해 피부장벽의 콘크리트 구조 역할을 합니다. 피부장벽의 또 하나의 특징은 각질세포 사이에 다양한 종류의 지방질(세라마이드, 콜레스테롤, 지방산 등)로 이루어진 여러 개의 지질층이 있다는 것입니다.

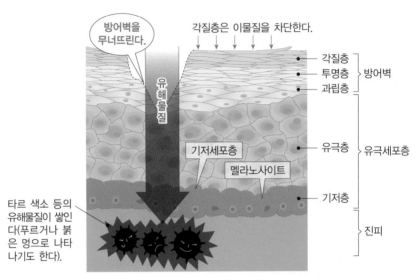

● 계면활성제는 피부보호막을 파괴하고 피부 깊숙이 침투해 염증을 유발합니다.

질을 변성시켜 피부장벽을 파괴해 침투합니다. 곧이어 각질세포 사이에 존재하는 지질층을 뚫고 들어갑니다. 피부장벽에 존재하는 수분 통로는 아무런 저항 없이 통과합니다. 합성 계면활성제가 일단 피부로 침투되면 말끔히 세정했더라도 피부 속에 그대로 남아 있을 수 있다는 의미입니다. 침투되는 합성 계면활성제의 양이 얼마나 되고 그것을 얼마나 오랫동안 사용했는지, 그리고 피부장벽이 얼마나 튼튼한지에 따라 피해양상은 다를 수 있습니다.

대학생 최○○21세 씨는 아르바이트를 하다 손에 습진이 생겼습니다. 주방에서 설거지를 하는 과정에서 급할 때는 맨손으로 했는데, 그

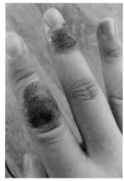 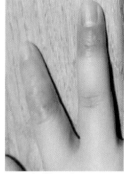 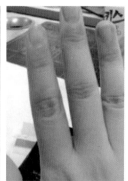

2016년 7월 16일　　　　2016년 8월 23일　　　　2016년 9월 22일

● 계면활성제의 침투로 발생한 염증이 디톡스를 통해 치유되었습니다.

것이 화근이었습니다. 강력한 계면활성제가 여린 여학생의 피부를 녹인 뒤 침투했고, 염증을 일으켰습니다. 피부과를 찾아 처방받은 스테로이드 연고를 매일 발랐습니다. 연고를 바르면 당장은 증상이 씻은 듯이 사라졌지만, 시간이 지나면 다시 솟구쳤습니다. 피부는 물만 닿아도 쓰라렸고, 가려움에 긁기라도 하면 진물이 흘렀습니다. 스테로이드를 끊고 온갖 치료를 시도했지만 치유되지 않았습니다.

　피부과에서는 "습진은 나을 수 없는 병"이라는 말과 함께 스테로이드를 처방해줬습니다. 다시 약에 의존하게 되었고, 약을 바르지 않으면 심해지는 일이 되풀이되었습니다. 더는 선택의 여지가 없다고 생각한 최 씨는 디톡스를 시작했습니다. 손가락에 겔을 바른 뒤 랩을 감싸고 생활했습니다. 한 달 반이 지나자 손가락은 정상으로 돌아왔습니다.

필링과 스크럽은 피부 파괴의 특급열차

낡은 피부와 새로운 피부는 어떻게 구분될까요? 어떻게 낡은 피부만 골라 제거할 수 있을까요?

고대 신화에서 뱀은 영원한 재생을 상징합니다. 물과 친연성을 갖고, 땅 밑과 위를 오가며, 허물을 벗는 특징 때문에 뱀은 불사不死와 재생의 표상으로 인식되었습니다. 고대인들은 뱀이 허물을 벗고 영원한 삶을 산다고 믿었던 겁니다.

뱀이 낡은 허물을 벗고 새로운 피부로 다시 태어나는 모습은 인간에게 경이로움으로 다가왔을 겁니다. 특히 영원히 젊은 피부에 대한 갈구는 뱀의 숭배로까지 이어졌을지도 모를 일입니다.

낡은 피부를 벗겨내고 새로운 피부로 태어나고자 하는 욕망은 필링, 스크럽, 각질 제거 등 다양한 이름의 시술로 등장하고 있습니다. 오래전부터 활용되어온 식초 세안도 낡은 피부를 녹여버린다는 측면에서 동일한 방법입니다.

그런데 낡은 피부와 새로운 피부는 어떻게 구분될까요? 어떻게 낡은 피부만 골라 제거할 수 있을까요? 혹은 낡은 피부는 정말 버려야 할 피부일까요, 아니면 다른 피부를 보호하는 역할을 하는 버리지 말아야 할 피부일까요?

단언컨대, 낡은 피부는 강제로 제거해야 할 피부가 아닙니다. 흔히 각질층은 제거해야 할 낡은 피부로 인식하고 있습니다. 그러나 앞에서도 언급했지만 각질층은 피부의 최전선에서 우리의 피부는 물론 몸을 보호하는 전사라고 해도 과언이 아닙니다.

비록 각질의 모양이 초라하고 거칠지만 그렇다고 제거해서는 안 됩니다. 모양이 거친 것은 외부환경의 침해로부터 방어하는 과정에서 그렇게 된 것입니다. 예를 들어, 노동자의 손에 박힌 굳은살은 손을 보호하기 위해 단단하게 무장한 각질층입니다. 그런데 굳은살이 보기 싫다고 제거해버리면 노동자의 손은 금세 피투성이가 될 것입니다.

각질층도 마찬가지입니다. 표면이 까칠하고 매끄럽지 못하다고 각질층을 제거해버리면 무엇이 속살을 보호해줄까요? 속살이 차올라 각질이 될 때까지 피부는 무방비 상태로 노출될 수밖에 없습니다. 각질층이 얇아지면 수분을 보유할 여력도 부족해 피부는 언제나 건조하고, 외부의 변화에 예민하게 반응하며, 조금만 열이 올라도 고통스러울 수밖에 없습니다.

그렇게 되면 우리 몸은 이전보다 더욱 열심히 각질을 만들 수밖에 없습니다. 보통은 보름 만에 만들어지던 각질이 7일 만에 급조되기도 합니다. 그만큼 피부보호막의 재건이 시급하기 때문입니다. 그런데 우리가 알고 있는 지식은 이런 몸의 자연스러운 반응을 이해하지 못합니다.

"웬 놈의 각질이 이렇게 빨리 생기지?"

각질이 제대로 형성되기도 전에 벗겨내기 바쁩니다. 아침저녁으로 클렌징하는 것도 부족해 일주일에 한 번은 필링이나 스크럽 등을 해 댑니다. 그때마다 매끈해지는 피부를 만지면 기분도 좋아집니다.

TV 홈쇼핑 채널에서 각질을 밀어내는 약품과 기구가 판매되는 것을 본 적이 있습니다. 약품을 몸에 뿌린 뒤 회전하는 막대기로 접촉하기만 하면 굵은 때가 우수수 떨어지는 모습을 보여주고 있었습니다. 몸에 쌓여 있는 때를 제거해야겠다는 생각이 절로 드는 장면입니다.

"때각질는 제거되어야 할 악마가 아닙니다."

이렇게 강조했는데도 여전히 때는 반드시 벗겨내야 한다는 믿음이 변치 않는다면 서울대 피부과 정진호 교수팀의 연구 결과를 볼 필요가 있습니다. 정진호 교수팀은 때수건으로 각질을 제거한 후 수분 손실 정도를 측정했는데, 그 결과는 놀라웠습니다.[9]

실험 결과, 각질을 제거한 후 피부를 통한 수분 손실이 10%, 탄력 감소는 무려 20%에 달하는 것으로 나타났습니다. 각질을 제거하고 싶다면 피부 건조와 탄력 감소, 나아가 홍조는 각오해야 합니다. 정진호 교수는 목욕 후 몸을 닦을 때도 자극을 주지 않는 것이 좋다고 할 정도입니다.

때를 밀어내는 행위는 궁극적으로 피부를 종잇장처럼 얇아지게 만드는 결과를 가져옵니다. 매일같이 피부를 벗겨내는데 당해낼 장사가

---

9) 정진호, 『늙지 않는 피부 젊어지는 피부』(서울: 하누리, 2009), pp.36-38.

어디 있겠습니까? 이런 방식으로 문질러대면 콘크리트 바닥도 뚫릴 겁니다.

물 세안을 실천하면서 필링 또한 열심히 하는 사례도 있었습니다. 물 세안이 좋다는 것은 들었지만, 필링이 나쁘다는 것은 알지 못했다는 겁니다. 물 세안을 하면 초기에 피부가 약간 까칠한데, 그 과정이 싫었다고 합니다. 물 세안이 좋은 것은 피부보호막을 억지로 제거하지 않기 때문입니다. 피부보호막을 제거하는 필링이 피부에 좋을 리가 있겠습니까?

동상(凍傷)도 홍조의 원인이 된다

매서운 찬바람에 동상을 입는 사례가 많습니다. 어릴 때 동상 피해를 입었을 경우 성인이 되어서도 홍조가 나타날 수 있습니다.

겨울철만 되면 유난히 심해지는 홍조가 있습니다. 바깥에서 활동하다 실내로 들어서면 얼굴이 후끈거리고, 심한 경우 따가움마저 느낍니다. 피부장벽이 얇아 보습력도 떨어집니다. 전형적인 홍조의 증세와 같습니다. 하지만 붉다고 모두 홍조는 아닙니다.

클렌저도 사용하지 않고, 스크럽이나 각질 제거도 하지 않았는데 홍조 증상이 나타난다면 동상을 의심해볼 수 있습니다. 특히 추운 지방에서 어린 시절을 보낸 분들 가운데 동상으로 인한 홍조가 많이 나타나는 것 같습니다.

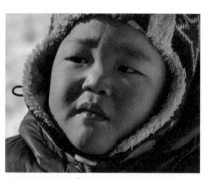

●동상으로 볼에 홍조가 생긴 몽골 어린이

동상은 어떻게 발생할까요? 보통 영하 2~10℃ 정도의 심한 추위에 노출되면 피부의 표피조직이 얼어버리고, 그 부위에 혈액 공급이 차단됩니다. 이러한 상태를 동상이라고 합니다. 귀, 코,

빰, 손가락, 발가락 등 심장에서 거리가 멀고, 노출된 부위에 자주 발생합니다.

인체는 중심체온을 보존하는 것을 최우선으로 합니다. 추운 환경에 노출되어 체온유지가 어려워진 경우 노출된 부위의 모세혈관을 수축합니다. 모세혈관의 세포가 손상되면 혈류의 차단이 발생합니다. 혈류가 차단됨으로써 혈관 내의 세포들은 응고되고 혈관 내 혈전을 형성해 조직은 점차 손상됩니다. 혈액 공급이 차단된 말단 부위는 혈관 수축으로 뜨거운 혈액이 흘러가지 않게 되면서 동상이 생깁니다.

중국 동포들에게 홍조가 많은 것도 이런 이유 때문인 것 같습니다. 주로 중국 동북쪽에 있는 지린성·랴오닝성·헤이룽장성 등 동북 3성에서 성장하신 분들 가운데 동상 홍조가 많습니다.

동북 3성의 추위는 한국에서 상상하는 추위와 다릅니다. 20여 년 전 랴오닝성 철령지역에서 겨울을 지냈는데, 추위가 통증으로 느껴질 정도였습니다. 강 전체가 꽁꽁 얼어붙었고, 건물 외벽의 두께가 1m는 족히 되어 보였습니다. 빙등제가 열리는 하얼빈의 겨울 평균 기온은 영하 20℃ 정도며, 영하 40℃까지 떨어지는 날도 있다고 합니다.

이렇게 추운 곳에서 어린 시절을 보내다 보니 동상을 입은 사실도 잘 모르는 경우가 많은 것 같습니다. 어린 시절 동상을 입었는데, 성인이 된 후 얼굴이 붉어지는 증상이 나타나자 홍조로 인식한 것입니다.

동상으로 인한 홍조는 대개 영하의 기온으로 떨어지는 겨울철만 되면 유난히 심해지는 특성이 있습니다. 일반적인 홍조와는 달리 찬 물

수건을 올려놓기도 힘들어합니다. 손에 홍조가 있는 분들은 찬물에 손을 넣으면 통증을 느낀다고 합니다.

국내에도 동상으로 고생하는 분들이 있습니다. 주로 시골에서 어린 시절을 보낸 분들입니다. 이런 분들의 경우 얼굴보다는 손과 발 동상이 많았습니다.

경북 봉화 산골에서 어린 시절을 보낸 최모65세 씨는 초등학생 때 손에 동상 피해를 입었다고 합니다. 차가운 물에 손을 담그는 것도 고통스러울 정도로 동상 때문에 평생을 고생했지만 병원에서는 해결할 수 없었답니다. 그러다 어떤 기회에 자미원 크림을 사용하게 되었고, 이후로 동상이 치유됐다고 합니다.

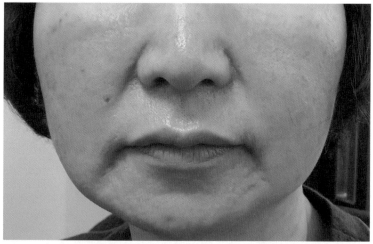

● 동상으로 인한 홍조는 일반 홍조와 별 차이가 없습니다. 다만 추운 지방에서 성장했고, 어렸을 때부터 홍조가 있었다면 동상을 의심해볼 수 있습니다. 그리고 동상 홍조는 겨울이 되면 유난히 더 심해지고 통증이나 가려움이 동반되는 특성이 있습니다.

자미원 크림이 어떤 원리로 동상 치유에 도움이 되었는지 정확히 알 수는 없습니다. 다만, 하얼빈에서 온 한 교포도 석 달 만에 동상이 치유된 것으로 볼 때, 미네랄 이온이 모세혈관의 재생을 도와준 것이 아닌가 짐작해봅니다.

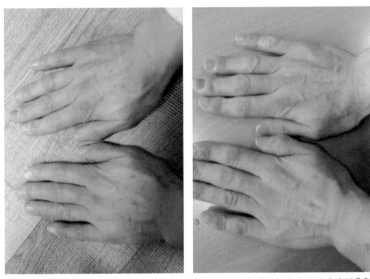

● 초등학생 때 동상 피해를 입었던 최 씨는 자미원 크림 사용 한 달 만에 동상에서 탈출할 수 있었습니다.

샴푸도 홍조의 적이다

샴푸는 산성비보다 산도가 10배나 더 높습니다. 산성비가 탈모를 유발한다는 것은 알고 있으면서, 샴푸가 탈모를 유발할 수 있다는 사실은 왜 믿지 않을까요?

보통 헤나 염색을 한 뒤에 얼굴이 까맣게 변하는 사례가 많은데, 이런 현상을 흑피증이라고도 합니다. 일반적으로 흑피증은 헤나 염색약이 두피의 모공을 통해 피부 속으로 들어간 것으로 봅니다.

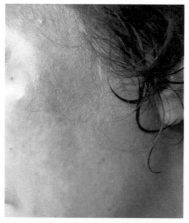
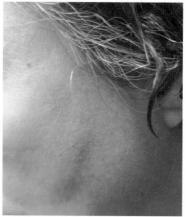

● 염색약이 모공을 통해 침투, 얼굴을 까맣게 만들었습니다. 염색약은 색으로 드러나기 때문에 침투 사실을 알 수 있지만, 샴푸는 그렇지 않아 침투 여부를 알 수 없습니다. 하지만 샴푸의 독성이 피부 속으로 침투할 여지는 충분합니다.

미용실에서 염색이나 파마 등을 할 때 두피가 가렵거나 눈이 시큰해지는 것은 헤어 제품에 유독물질과 화학물질이 포함되어 있기 때문입니다. 헤어 제품 속에 있는 독소가 두피의 모공을 타고 얼굴 쪽으로 내려온 것입니다. 독소가 얼굴로 내려오면 심각한 문제를 일으킬 수 있습니다.

실제로 염색제와 헤어 스트레이트제를 자주 사용하는 여성들이 그렇지 않은 여성들보다 유방암에 걸릴 위험이 더 크다는 연구 결과가 발표되었습니다. 미국국립보건원NIH이 여성 46,709명의 자료를 분석한 결과, 정기적으로 염색제를 사용한 여성이 그렇지 않은 여성보다 유방암에 걸릴 위험이 9% 더 높으며, 5~8주 간격으로 스트레이트제를 사용하는 여성은 유방암에 걸릴 확률이 30%가량 더 높았다고 합니다. 유방암의 위험을 줄이기 위해서는 염색제나 헤어 스트레이트제 등 화학물질을 피하는 것이 제일 좋은 방법이라고 합니다.[10]

염색약이 피부 속으로 들어가 얼굴색을 변화시킨다는 것은 다른 화학물질의 침투도 가능하다는 의미가 아닐까요? 샴푸에 들어 있는 화학물질은 어떨까요? 몇 해 전 유방암 환자의 가슴에서 파라벤방부제이 검출된 사례가 있었는데, 화장품을 통해 유입된 것으로 추정하는 목소리가 많았습니다. 그렇지만 염색약의 침투 양상으로 볼 때 화장품보다는 샴푸를 통해 유입되었다고 보는 것이 타당성이 높을 것 같습니다.

---

10) 이 연구 결과는 2019년 12월 《국제 암 저널》(International Journal of Cancer)에 게재되었으며, 〈Science Daily〉 등의 외신에서도 보도했습니다.

샴푸의 독성은 탈모로 드러나고 있습니다. 샴푸가 탈모의 원인이라는 것은 이제 비밀도 아닙니다. 샴푸의 합성 계면활성제에 의해 두피와 모근, 모낭이 치명적인 손상을 입기 때문입니다. 피부에 비해 구멍이 더 큰 두피의 모공은 계면활성제가 더욱 쉽게 침투할 수 있다고 합니다. 우리 몸에서 화학성분을 가장 많이 흡수하는 곳이 두피22.5%라는 말도 있습니다.[11]

그렇지만 우리 사회는 오염된 정보가 난무하고 있습니다. 신○○ 씨도 오염된 정보 탓에 탈모를 경험했다고 합니다. 이분은 두피를 청결하게 관리해야 한다는 강박관념에, 중학생 때부터 20여 년 동안 아침저녁으로 클렌저와 샴푸로 깔끔한 세정을 실천했답니다. 그러다 깔끔하게 노폐물을 없애려 했던 행동이 오히려 홍조와 탈모를 악화시키고 있다는 걸 알고는 세정방법부터 바꿨다고 합니다. 아침에는 물 세안과 '노푸'no poo, 샴푸를 사용하지 않고 물로만 머리를 감는 것, 저녁에는 비누 세정을 실천한 지 한 달 만에 가려움과 탈모가 멈추었다고 합니다.

"별의별 방법을 다 써봐도 효과가 없었는데 이렇게 쉬운 길이 있었다니 … 박사님 말씀대로 허망할 정도네요."

---

11) 두피가 손상을 입으면 모근도 자연스럽게 약해지고, 머리카락은 가늘어지기 시작하면서 급속한 탈모로 이어집니다. 두피에 비듬이 많아지고, 건조하며, 가렵거나 뾰루지가 자주 생기고, 머리를 감을 때마다 머리카락이 뭉텅이로 빠지고, 모발이 가늘어지고 있다면, 당장 샴푸 사용 중단을 권하고 싶습니다.

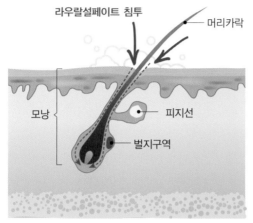

라우랄설페이트 침투

머리카락

모낭

피지선

벌지구역

● 합성 계면활성제(설페이트)
는 모발과 두피의 틈으로
침투해 모낭을 파괴합니다.

　샴푸의 화학물질은 모낭을 파괴하는 데서 멈추지 않습니다. 두피로 침투한 화학물질은 얼굴로 내려옵니다. 심할 경우 자궁까지 내려간다고 합니다. 일본의 한 산부인과 관계자에 따르면, "임신한 여성의 양수에서 그녀가 평소 즐겨 사용하던 샴푸 냄새가 났다"고 합니다.[12] 계면활성제나 프탈레이트 같은 화학물질이 두피의 모공을 통해 체내에 침투해 태반을 거쳐 양수에 들어간 것입니다. 향기의 실체는 환경호르몬 추정물인 프탈레이트입니다.[13]

---

12) 후나세 슌스케, 『의식주의 무서운 이야기』, 윤새라 역(서울: 어젠다, 2014), pp.226-227.

13) 프탈레이트는 다양한 소비재 제품의 냄새와 색깔을 유지하는 데 사용되는 물질인데, 플라스틱 제품이나 향수, 매니큐어, 립스틱, 헤어 스프레이, 방향제 등에 포함되어 있습니다.

문제는 샴푸에 들어 있는 화학물질의 피부 침투 여부나 침투량 등에 대해 알 도리가 없다는 데 있습니다. 양수에서 나는 향으로 미루어 침투했을 것이라고 추정할 뿐입니다. 향기가 난다는 것은 프탈레이트가 침투했다는 것이고, 그렇다면 다른 화학물질도 침투할 수 있다고 봐야 하지 않을까요?

화학물질은 피부에 들어오면 염증을 일으킬 수 있습니다. 샴푸가 홍조 치유에 방해가 될 수 있다는 추정은 어렵지 않습니다. 샴푸나 염색약이 피부 알레르기 등 각종 질병을 유발할 수 있다는 연구 결과도 많습니다. 특히 홍조는 피부장벽이 손상되고, 피부 속에 화학물질이 침투해 염증이 발생한 경우가 많은데, 샴푸 등을 통해 화학물질이 추가로 유입된다면 염증은 장기화될 수 있습니다.

그렇다면 염색약과 파마 약품은 안전할까요? 파마 약품의 유해성은 이미 알려져 있습니다. 미용업 종사자의 경우 발암률이 높다는 연구 결과가 이 사실을 입증해줍니다. 염색약과 파마약에 들어 있는 파라페닐렌디아민PPDA 성분은 발암 및 알레르기 유발성 물질로 알려져 있습니다.

염색이나 파마를 하면 PPDA의 독성에 노출됩니다. 파마는 모발을 화학 약품으로 고정시키는 것이라 할 수 있습니다. 이 과정에서 모근이 손상을 입을 수밖에 없습니다. 염색도 마찬가지로 염료의 주성분이 모발의 단백질을 파괴시켜 털구멍을 통해 모근에 악영향을 끼칩니다.

염색약에 포함된 중금속과 화학물질은 주로 두피의 모공을 통해 침투해 피부를 거쳐 장기로 전달됩니다. 염색약을 오랜 기간 사용한 여성들에게서 악성 림프종의 일종인 비호지킨 림프종 발병률이 크게 높아졌다는 조사 결과도 있습니다. 비호지킨 림프종은 림프절뿐 아니라 뇌, 위, 폐, 간, 골수, 피부 등 온몸에 나타날 수 있으며, 치료도 쉽지 않습니다.

염색약에 포함되어 있는 포르말린포름알데히드이 암을 일으킬 수 있다는 미국 직업안전보건국의 공식 보고도 있습니다.[14]

임산부나 결혼을 앞둔 여성이라면 염색이나 네일숍 이용은 자제하는 것이 좋습니다.[15]

---

14) 〈한겨레〉는 2011년 6월 13일 자 "포르말린 · 스티렌 등 8종 … 미국, 발암물질로 등재"라는 제목의 기사에서, 미 국립 독성학 프로그램이 연방정부에 제출한 제12차 「발암물질 보고서(2011년)」에 포르말린과 스티렌 등을 새로 등재했다고 보고했습니다. 또 미 보건당국이 염색약 등 머리 손질 제품에서 포르말린의 분량이 우려할 만한 수준이라고 경고하고, 미용업 종사자들이 두통이나 코피 등의 증세를 보였다는 보고서를 내놓았다고 전했습니다.

15) 네일숍에서 손톱 경화제 용도로 쓰이는 포름알데히드 등 유해 물질이 검출되었습니다. 2012년 한국보건사회연구원의 「공중위생 분야 위해 물질 실태 · 관리 방안 연구 보고서」에 따르면, 네일숍의 포름알데히드 농도는 평균 $117.3\mu g/m^3$로 나타났습니다. 미용실($9.33\mu g/m^3$)에 비해 상당히 높은 수준이었습니다. 발암물질로 널리 알려진 포름알데히드는 눈, 코, 목에 자극을 주고, 반복적으로 피부에 노출되면 피부 자극, 알레르기성 발진이나 피부염, 기침과 천식을 유발합니다. 네일숍은 국제 암연구센터가 분류한 A급 발암물질인 휘발성 유기화합물 농도도 $1000.40\mu g/m^3$으로 국내 기준($500\mu g/m^3$)의 두 배에 달했으며, 아세톤, 톨루엔, 디부틸 프탈레이트 등도 많이 사용합니다.

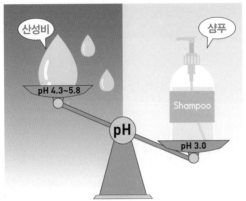

● 샴푸는 산성비보다 산도가 10배나 더 높습니다. 산성비가 탈모를 유발한다는 것은 알고 있으면서, 합성계면활성제 덩어리인 샴푸가 탈모를 유발할 수 있다는 사실은 왜 믿지 않을까요?

샴푸는 산성비보다 산도가 더 높습니다.

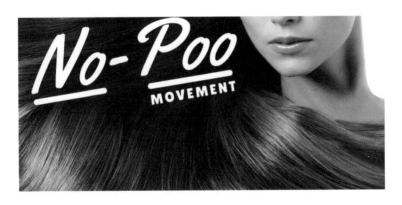

　홍조 등의 피부질환이 있는 경우에도 샴푸 사용은 좋지 않습니다. 임신, 출산 직후, 생리나 질병 등이 있는 경우에는 염색도 좋지 않습니다. 한창 성장하고 있어 부작용 발생 확률이 높은 어린이들이나 청소년기에는 특히 염색을 삼가야 합니다.

샴푸 등 세정제를 사용하지 않고 물로만 머리를 감는 이른바 '노푸'는 할리우드 스타 제시카 심슨과 기네스 펠트로, 아델 등이 실천하는 것으로 유명합니다. 노푸를 실천하는 사람들은 물로만 세정한 후 두피가 더욱 깨끗하고 건강해졌다고 입을 모으고 있습니다. 두피 보호, 환경 보호, 비용 절감이라는 세 마리의 토끼를 동시에 잡는 방법이 바로 노푸입니다. 노푸가 힘들다면 비누로 감으면 됩니다. 비누로 감으면 여러모로 불편할 수 있습니다. 이때는 헹굼 물에 식초 몇 방울을 떨어뜨리면 도움이 될 수 있습니다.

레이저로 혈관을 수축시킨다?

> 레이저 시술 후 심한 민감함과 건조함 때문에 고통받는 사례를 많이 보았습니다. 피부는 종잇장처럼 얇아지고, 멜라닌 색소로 인해 피부가 오히려 칙칙해지는 경우가 많습니다.

"홍조는 못 고쳐요. 평생 관리하면서 살아야 합니다."

홍조로 병원을 찾으면 흔히 듣게 되는 말입니다. 홍조를 관리한다면서 처방하는 약물은 엘리델이나 프로토픽 같은 것입니다. 이들은 얼굴의 붉은 기나 열을 일시적으로 완화해주는 약물입니다. 그러다 염증이 일어나면 스테로이드를 처방합니다. 스테로이드를 바르면 증상은 즉각적으로 사라집니다. 그렇지만 시간이 흐르면서 염증은 주기적으로 반복되며, 점점 더 심해지는 양상을 띱니다.[16]

피부장벽의 손상이 심각해지면 미세한 혈관들이 보이기 시작합니다. 이쯤 되면 흔히 주사라고 합니다. 주사가 되면 병원에서는 근본적인 치료가 어렵다며, 레이저로 혈관을 축소하자고 제안합니다. 물론

---

16) 한의원에 가면 체질의 문제라거나, 심장의 열이 위로 올라와 생긴 현상이라며 열을 내리는 한약을 처방하는 것이 일반적입니다. 환자로서는 원인을 알 수 없기에 온갖 종류의 치료법에 귀를 기울이게 됩니다.

치료가 잘 된다고 보장할 수는 없지만, 현재로선 유일한 대안이라는 말도 덧붙입니다. 유일한 대안이라는 말에 환자는 지푸라기라도 붙잡는 심정으로 매달릴 수밖에 없습니다.

물론 '치료가 잘 된다고 보장할 수는 없다'는 말도 빈말이 아니었다는 것을 훗날 깨닫게 되는 경우가 많습니다. 피부과 병원 영업 담당자의 솔직한 고백에 따르면, 고객들이 레이저 시술에 대해 만족하는 사례는 별로 없다고 합니다. 제가 보기에도 시술 후 피부가 종잇장처럼 얇아졌다거나 홍조가 더 심해졌다는 사례가 더 많은 것 같습니다.

피부과에서 간호사로 일하고 있는 이 씨도 같은 의견이었습니다. 이 씨는 강한 필링과 프락셀 레이저는 절대로 반대한다고 강조했습니다.

두꺼운 피부도 피부염을 만드는 경우가 있는데, 피부가 예민한 경우는 특히 문제가 된다고 합니다. 그녀에 따르면 정상적인 피부도 레이저 시술 후 피부염이 생기는 경우가 생각보다 많다는 것입니다. 문제가 생기면 병원에서는 "당신 피부가 건조하고 예민해서 그렇다. 연고를 줄 테니 하루에 한 번씩 발라보라"는 식으로 대응하며, 많이 가려워하면 주사도 놔주고 약도 처방한다고 합니다.

"레이저 치료는 정말 신중해야 합니다. 돈도 돈이지만 건강한 피부를 망치는 방법이기도 하기 때문입니다. 레이저 치료 후에는 먹는 약과 바르는 연고를 함께 처방합니다. 레이저로 피부를 안정시키는 건지, 약과 연고로 증상을 누르는 건지 의문이 많습니다."

그럼 레이저 시술이라는 것이 뭘까요? 열과 빛으로 피부나 혈관에 상처를 준 후 세포의 재생을 유도하는 것입니다. 외부의 자극에 상처 입은 세포는 스스로를 회복하기 위해 노력하게 되고, 그 노력이 재생 효과로 이어진다는 논리입니다.

이 과정에서 혈관의 손상이 발생하고, 혈액을 공급받지 못한 피부의 생태계가 심각하게 파괴될 수 있다는 우려가 있습니다. 혈관 레이저는 표피의 손상 없이 피부 깊이 침투해 가느다란 모세혈관뿐 아니라, 피부 깊숙이 위치한 굵은 혈관까지 제거할 수 있습니다. 이 방법은 피부 깊은 곳의 정맥 치료도 가능케 해, 다리나 다크서클에서 보이는 푸른 정맥 치료에도 활용될 정도입니다.

병원에서는 혈관이 늘어나 붉어 보인다며, 한번 늘어난 혈관은 다시 수축되지 않는다는 말도 덧붙입니다. '평생 홍조로 살아야 한다니 ….' 환자의 입장에서는 암울한 미래가 아닐 수 없습니다. 병원의 제안대로 레이저 시술에 동의할 수밖에 없습니다.

그런데 '한번 늘어난 혈관은 다시 수축되지 않는다'는 생각은 우리 몸의 생리를 제대로 이해하지 못한 데서 시작된 것입니다. 혈관은 늘어날 만한 이유가 있어 늘어난 것입니다. 운동을 해도 혈관은 늘어납니다. 혈액순환이 왕성하게 일어나기 때문입니다. 운동 후에는 시간이 지나면서 늘어났던 혈관이 저절로 수축됩니다.

홍조 증상에서 혈관이 늘어난 것은 상처 입은 피부세포와 모세혈관을 치유하기 위한 목적으로 볼 수 있습니다. 혈관들이 손상되면 그나마 남아 있는 혈관들이 없어진 혈관들의 역할까지 해야 하기 때문입니다. 따라서 혈관이 굵어질 수밖에 없습니다. 모세혈관들이 새롭게 만들어지면서 열이 발생하기도 합니다. 찰과상을 입었을 때 환부에서 열이 나는 것과 같은 이치입니다.

병원에서 시술하는 레이저는 다양합니다. 이산화탄소 레이저, 색소 레이저, 혈관 레이저, 제모 레이저, 박피 레이저 등이 대표적입니다. 이 가운데 혈관 레이저와 박피 레이저는 심각한 피부장벽 손상을 각오해야 합니다.

박피는 레이저를 이용해 피부의 일부를 벗겨냄으로써 새로운 표피의 생성을 유도하는 시술입니다. 주로 여드름, 흉터, 주름살, 색소성 병변, 넓어진 모공의 치료에 사용됩니다. 박피 깊이에 따라 각질층이나 표피까지만 벗겨내는 표층 박피술, 진피의 상층부까지 벗겨내는

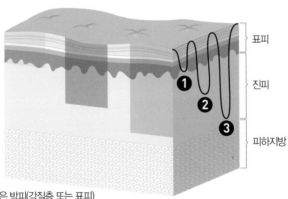

❶ 얕은 박피(각질층 또는 표피)
❷ 중간 박피(표피와 상부 진피)
❸ 깊은 박피(표피와 중간 진피)

● 레이저 시술을 하는 병원에서 소개한 이미지. 얕은 박피 시술을 해도 표피 조직의 손상은 피할 수 없다는 것을 알 수 있습니다.

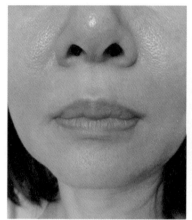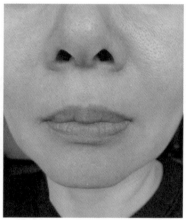

● 화학박피로 홍조가 더욱 심해졌던 김○○ 씨는 3개월이 지나서야 어느 정도 회복되었습니다.

중층 박피술, 진피의 하부까지 벗겨내는 전층 박피술 등이 있습니다.

어떤 선택을 하든 피부장벽이 파괴되는 것은 피할 수 없습니다. 시간이 지나 다시 복구되더라도 본래의 건강한 피부로 돌아가는 것은 어렵습니다. 더구나 이렇게 손상받은 피부에 클렌징이나 스크럽 등을 하면 피부장벽이 형성될 시간적 여유도 없어집니다. 박피 후에 홍조가 더 심해졌다는 분이 많은 것도 당연한 일입니다.

김○○ 씨도 박피로 피해를 입은 사례입니다. 김 씨는 모공이 넓어져 병원을 찾았는데, 그곳에서 박피를 권했다고 합니다. 홍조 피부라는 사실을 밝혔음에도 문제 없다며 7~8회의 화학박피를 시술했다고 합니다.

"지금 생각하니 정말 나쁜 것 같습니다. 피부가 얇아 홍조 피부가 되었는데 화학박피를 권한다는 것은 상식적으로 말이 안 되는 것 같아요. 다른 피부과로 갔더니 거기선 명상을 하라고 했습니다. 책도 많이 읽고 내면을 평화롭게 하라고 하더라구요. 이게 무슨 얼토당토않은 말인지 …. 일상을 스님처럼 살라는 말인가요? 어떻게 평상시 일상을 스님처럼 고요히 살 수 있죠?"

박피보다 피부에 더욱 심각한 타격을 주는 것은 혈관 레이저입니다. 혈관 레이저는 홍조의 붉은색을 없애겠다는 일념으로 혈관을 제거하는 시술입니다. 물론 환자에게 혈관을 제거한다고 말하지는 않습니다. 늘어난 혈관을 수축시킨다고 말하는 것이 보통입니다. 하지만 레이저로 혈관을 수축시키는 것이 가능할까요?

레이저 광선은 혈관을 표적으로 침투하고 가열해 손상시킵니다. 모세혈관은 머리카락 굵기의 $1/105\sim10\mu m$에 불과해서 눈에 보이지도 않을 지경입니다. 피부 속에 있는 혈관은 평면이 아니라 3차원으로 입체적이며, 수많은 혈관과 림프선이 얽히고설켜 있습니다. 레이저로 수축시킨다는 혈관은 그보다 더 굵은 혈관인데, 혈관을 선택적으로 수축시키는 것이 가능할까요?

혈관 레이저는 혈관을 수축시키는 것이 아니라 제거하는 것으로 봐야 합니다. 물론 모든 혈관을 제거하는 것은 아닙니다. 가령 100개의 혈관이 있다고 할 때 10~20개의 혈관을 제거하면, 붉은색은 어느 정도 사라지면서 피부의 건강은 살릴 수 있다는 의도로 보입니다.

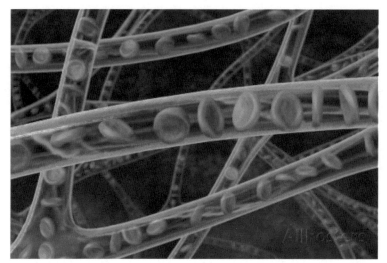

● 혈관은 3차원 공간에 난마처럼 형성되어 있습니다. 열과 빛에너지인 레이저의 자극으로 입체 공간에 원형으로 있는 혈관을 수축시키는 것이 가능할까요?

하지만 세상 모든 것이 의도대로 되지는 않습니다. 100개의 혈관이 있다는 것은 정확하게 그만큼의 혈관이 필요하기 때문입니다. 우리 몸은 실수하지 않습니다. 얄팍한 생각으로 혈관을 제거하면 그 후유증은 다시 인간에게 돌아오게 되어 있습니다.

혈관은 절대로 잘라버려야 할 대상이 아닙니다. 핏줄은 인체를 살아있게 하는 가장 중요한 에너지 보급선입니다. 핏줄이 없어지면 영양성분, 산소, 에너지가 전달되지 못합니다. 레이저 시술 과정에서 적지 않은 모세혈관이 손상을 입게 되는데, 레이저 시술이 위험한 것이 이런 이유 때문입니다. 핏줄이 보기 싫다고 죽여버리면 피부가 제 기능을 상실합니다. 핏줄은 내 몸을 살리기 위해 치유 작용을 하고 있는 것입니다.

등산로를 걷다 보면 등산객들의 발길에 앙상하게 뿌리가 드러난 나무들을 볼 수 있습니다. 솔직히 보기에 좋지는 않습니다. 그렇다고 그 뿌리를 잘라버려야 할까요? 뿌리를 잘라버리면 나무는 생명력을 잃게 됩니다. 나무를 건강하게 살리기 위해서는 뿌리를 잘라내는 것이 아니라 흙을 돋워줘야 한다는 것은 상식입니다.

그런데 왜 우리는 보기 싫다는 이유로 얼굴의 핏줄을 제거하려고 할까요? 피부에 영양분을 공급하고 노폐물을 처리하는 혈관이 없으면 피부는 생명력을 잃게 되는데도 말입니다.

저는 레이저 시술 후 심한 민감함과 건조함 때문에 고통받는 사례를 많이 보았습니다. 피부는 종잇장처럼 얇아지고, 멜라닌 색소로 인해 피부가 오히려 칙칙해지는 경우가 많습니다. 당사자들은 그것이 레이저 시술의 후유증이라는 것도 모르는 경우가 대부분이었습니다.

레이저 시술 피부는 회복도 느리다

> 레이저 시술을 받으면 치유 기간이 2~3배 이상 더 걸리는 이유
> 가 무엇일까요? 레이저 시술 과정에서 모세혈관들의 손상이 많
> 았기 때문인 것으로 추정해봅니다.

혈관을 제거하면 피부에 어떤 결과를 가져올까요? 이는 피부의 생명
력을 제거하는 것과 같습니다. 우리 피부는 온통 모세혈관으로 덮여
있고, 이 모세혈관을 통해 영양을 공급받아야 살 수 있습니다.

모세혈관은 동맥과 정맥을 연결, 두 혈관이 하는 역할을 동시에 진
행합니다. 즉 수분, 산소, 아미노산, 미량원소, 비타민 등 영양소를 공
급하고, 표피에서 이산화탄소 폐기물을 실어옵니다. 이산화탄소를 실
은 피는 심장과 폐에서 산소를 공급받고, 간과 신장에서 독소가 걸러
집니다.

모세혈관의 혈액 흐름이 나빠지면 피부나 근육은 곧바로 경직됩니
다. 모세혈관에 흐르는 혈류는 우리 몸을 구성하는 세포에 말 그대로
생명줄입니다. 혈류가 원활하면 피부의 기능도 향상되고, 혈류가 원
활하지 못하면 피부의 기능도 떨어집니다. 레이저 시술을 하면 겉으
로 보기에는 깨끗해 보여도 피부는 속으로부터 건조하고, 생기가 사
라집니다.

피부의 혈액순환이 약해진다는 것은 피부가 산소와 영양소를 덜 공급받는다는 뜻이기도 합니다. 다행히 피부는 이런 상태를 얼마 동안은 잘 견딥니다. 하지만 이 상황이 지속되면 피부는 위험에 노출됩니다.

손상을 입은 피부는 파괴된 혈관을 재생하거나 새로운 혈관을 생성하기 위해 사력을 다하게 됩니다. 인체의 복원 노력은 열로 나타나게 됩니다. 열은 결코 나쁜 것이 아닙니다. 인체의 자연치유력이 작동할 때 열이 나는 것입니다. 열이 나지 않는다면 그것이 더 큰 문제입니다. 레이저 시술을 받은 피부는 혈관을 복원하는 과정에서 열이 올라오게 됩니다. 홍조 때문에 레이저를 했는데, 상태가 더욱 심해진 결과를 얻게 되는 것입니다.

클렌징 등을 통한 과도한 세안으로 피부장벽이 파괴되었을 때모세혈관도 파괴됨도 모세혈관을 복원하기 위해 혈액이 몰리게 되고, 열이 발생합니다. 홍조의 경우 홍조를 없애는 혈관 레이저 자체가 또 다른 자극이 되어 모세혈관 확장을 일으킬 수 있는 것입니다. 레이저 한 번이 보통 3년의 노화를 불러일으킨다고 합니다.

레이저 시술을 받은 피부는 회복이 늦어지는 특성이 있습니다. 일반적인 홍조보다 3배 더 많은 시간이 걸리는 것 같습니다. 이런 결과로 볼 때 혈관과 세포의 손상이 그만큼 더 심각하다는 의미인 것 같습니다.

박○○ 씨는 하얗고 잡티 하나 없는 깨끗한 피부를 타고났습니다. 그런데 어느 날부터 속 당김이 심한 민감성 피부로 변했습니다. 병원

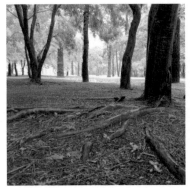 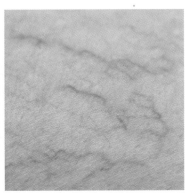

● 나무를 건강하게 살려주기 위해서는 뿌리를 잘라내는 것이 아니라 흙을 돋워줘야 합니다. 우리 혈관도 마찬가집니다. 피부장벽을 더 튼튼하게 재생시키면 혈관은 저절로 보이지 않게 됩니다.

에서는 주사라고 했고, 레이저 시술을 제안했습니다. 그래서 최소 20회 이상의 레이저 시술을 받았습니다. 교감신경 차단 약물도 1년 동안 복용했고, 스테로이드와 엘리델도 1년 이상 발랐습니다. 그러나 박 씨는 피부의 악순환이 최소 7년 이상 지속된 것으로 기억하며, 완치할 수 있다는 희망을 버려야 할 정도로 힘든 시간을 보냈다고 합니다.

자미원 제품을 이용하고도 두 달 동안 별다른 변화를 느끼지 못했답니다. 3개월이 지나서야 피부의 열감이 줄어들고 약간 건강해진 느낌을 받았으나 만족감은 높지 않았다고 합니다. 레이저 시술로 혈관들이 차단되었기 때문에 다른 분들에 비해 회복이 3배 정도 늦어질 수 있다는 말에 실망이 적지 않으셨습니다. 6개월 정도의 시간이 지나자 홍조가 40% 정도 개선된 것 같다고 전해오셨습니다.

"기대보다 느린 것은 사실입니다. 하지만 최소한 피부과에서 치료했을 때보다 효과는 훨씬 좋다고 느끼고 있습니다. 무엇보다도 부작용 없이 피부가 건강해지고 있다는 확신이 있기 때문입니다."

그런데 레이저 시술을 받으면 치유 기간이 2~3배 이상 더 걸리는 이유가 무엇일까요? 레이저 시술 과정에서 모세혈관들의 손상이 많았기 때문인 것으로 추정해봅니다. 피부를 회복하기 위해서는 손상된 혈관부터 복구해야 하는데, 그 과정에 시간이 소요되는 것 같습니다.

이와 함께 피부를 회복시키는 줄기세포가 손상을 입었기 때문이라는 추정도 가능합니다. 레이저 시술을 받은 후 약 한 달 동안 피부 기저층에 있는 줄기세포의 개체군이 고갈된다는 연구 결과가 이런 추정을 가능하게 합니다. 줄기세포가 제 역할을 하지 못하게 되면 새로운 세포를 만들어내지 못할 수밖에 없을 겁니다.

매우 우려스러운 연구 결과 가운데 하나는 레이저 시술의 영향이 최대 15년 후에 나타날 수 있다는 점입니다. 이러한 영향은 방사선 요법 및 콜라겐 섬유의 재흡수에 대한 피부 섬유아세포fibroblast 반응과 직접적으로 관련되어 있다고 합니다.

줄기세포의 개체군이 고갈되는 이유는 무엇일까요? 아직 정확한 연구 결과가 나오지는 않았지만, 아마도 방사선 때문이 아닌지 의심스럽습니다. 레이저 광선은 방사선을 방출한다고 알려져 있습니다. 물론 피부과에서는 방사선이 방출된다는 이야기를 들어보지 못했을 것입니다.

레이저 광선에서 방사선이 방출된다는 것은 공공연한 비밀입니다. 지난 2015년 국제광산업전시회International Photonics Exhibition에 소개된 제품이 있습니다. 링크○○○라는 회사에서 만든 레이저 치료기인데, '방사능 피폭량 최소화에 효과적인 레이저 표적기'라며 기사화되기도 했습니다. 방사능 피폭량의 80%를 감소시키는 매우 훌륭한 제품이라는 것이었습니다.

방사선은 전자파로 방출되는 에너지인데, 레이저 시술 과정에서 방사선이 방출된다고 합니다. 세포는 방사능에 피폭되면 다양한 손상을 입을 우려가 있습니다. 물론 최근에는 병원에서도 약하게 시술하고, 부작용도 적은 편입니다.

그렇지만 부작용이 적다고 해서 피부에 좋다고 단언할 수는 없습니다. 일반적으로 방사선은 DNA를 직접 파괴하거나 프리 래디컬Free-Radical, 활성산소 생성을 통해 세포에 손상을 줄 수 있습니다. 이로 인해 조직 섬유아세포가 손상을 입게 되는 것입니다.

조직 섬유아세포는 콜라겐 등 조직성분을 합성하는 세포로, 이것이 손상을 입게 되면 피부 보습력, 탄력성, 재생력 등이 현저히 떨어지게 됩니다. 심한 경우 피부세포의 DNA를 변질시킴으로써, 세포가 본래 갖고 있는 재생·유지 능력을 파괴합니다. 이로 인해 피부세포의 재생 능력이 급격히 떨어지게 됩니다.

레이저 시술을 받은 경우 극도의 건조함을 느끼고, 자연치유 효과가 현저히 떨어지는 이유가 여기에 있다고 생각됩니다. 레이저 치료를 받으면 피부가 심각하게 건조해지기 마련입니다. 건조함은 진피층이 파괴되었기 때문에 발생하는 것입니다. 건조함이 심하다 보면 피지 분비만 있고 보습이 되지 않아 모공에 염증이 잘 생길 수 있습니다.

또 피부의 건조함으로 인해 반동성 피지가 증가할 수도 있습니다. 피부 건조함에 대응하기 위해 피지를 과다하게 만들어내다 보니, 피부는 건조한데 지루성이 되는 기이한 상황이 벌어지는 것입니다. 개인에 따라 뽀루지나 여드름이 더 생기는 경우도 있습니다. 꿈의 광선으로 알려진 레이저의 배신이 아닐 수 없습니다.

부정적인 생각이 치유를 방해한다

> 무의식은 의식으로 표현되기 전에 신체 언어로 표현되기도 합니다. 우울함, 불안함, 괴로움 등이 멀쩡한 피부에 염증을 일으킬 수 있다는 것입니다.

미국의 인체생리학자 엘마 게이트 박사는 사람의 기분에 따라 어떤 가스가 나오는지를 실험했습니다. 일명 '분노의 침전물'이란 실험으로, 사람의 입에서 나온 물질이 엄청난 독성을 갖는다는 것을 직접 보여준 실험이었습니다. 즉 분노, 고통, 슬픔, 후회 등 다양한 감정을 느끼는 사람들의 침을 수집해 분석했더니 각각 다른 색의 침전물이 생겼고, 그중 갈색 침전물을 쥐에게 주입했더니 쥐가 죽고 말았다는 것입니다. 쥐를 죽게 만든 갈색 침전물은 어떤 감정일 때 생겼을까요? 예상대로 분노에 휩싸여 화를 내고 욕을 할 때 생긴 물질이라고 합니다.[17]

피부에 염증이 생기면 당장 불안한 마음이 드는 것은 너무나 당연

---

17) 불안감과 조바심은 흰색 침전물, 후회할 때는 연두색 침전물, 화가 났을 땐 자주색 침전물이 생겼습니다. 그런데 색이 진할수록 독성이 강한 물질을 분비한다는 겁니다. 물론 불안감이나 조바심이 생긴 것이 화가 났을 때보단 독성이 약하지만 이것도 어느 정도 인체에 영향을 주게 됩니다.

합니다. 나름대로 노력은 하는데 상황은 점점 나쁜 쪽으로 흘러가는 것 같고, 이대로 가다가는 영원히 낫지 않을 것 같은 불안감이 엄습합니다.

그런데 이런 불안감이나 초조한 마음이 어떤 물질을 생성할까요? 심리학에서는 트라우마나 불안감 등이 피부질환과 직접적으로 연결되어 있다고 보고 있습니다. 인간의 기억은 무의식이라는 창고에 저장되는데, 일정한 시기가 되면 무의식에서 솟구쳐 올라와 몸에 영향을 미친다는 겁니다.

정신분석학자 칼 융Carl Gustav Jung에 따르면 무의식이란, '우리 인류의 역사 속 삶의 지혜들이 축적되어 인간에게 녹아 들어가 있는 인간 영혼의 심연'이라고 합니다. 무의식의 창고에는 우리가 소화할 수 없었고 너무 부담스러웠던 기억이나 상처가 모두 보관되어 있다는 것입니다.

생각이 실제 현상으로 나타나는 것은 무의식과 직접적인 관계가 있습니다. 생각을 반복하면 무의식에 저장이 됩니다. 무의식은 평소에 자각하지 못하고 내버려두고 방치했던 의식의 영역입니다. 무의식은 의식으로 표현되기 전에 신체 언어로 표현되기도 합니다. 우울함, 불안함, 괴로움 등이 멀쩡한 피부에 염증을 일으킬 수 있다는 것입니다. 하물며 피부에 질환이 생긴 상황에서는 어떤 영향을 미칠까요?

치유과정에서 부정적인 마음이 치유를 방해한다는 것은 당연한 이치입니다. 우리 몸은 전체 에너지와 연결되어 있습니다. 말이 씨가 된다는 말처럼, 우리 입에서 나오는 부정적인 소리에너지는 파동이 되어 부정적인 결과로 이어지고, 긍정적인 소리는 긍정적인 결과를 만들어 냅니다.

부정적인 생각으로 가득 차 있으면 인생도 우울해집니다. 거울을 한번 보세요. 찡그린 얼굴을 하고 있다면 반성할 필요가 있습니다. 자신의 병이 나을지 안 나을지 불안한 마음이 드는 것은 이해합니다. 하지만 불안한 마음은 결국 치유를 방해하고, 병을 더욱 나쁜 쪽으로 끌고 갑니다. 부정적인 마음으로 가득 차 있다면 빨리 버리는 것이 좋습니다. 부정적인 생각은 삶을 파괴합니다.

실제로 우리 피부는 마음의 상태를 그대로 드러냅니다. 독일 함부르크 대학병원 마티아스 아우구스틴Mathias Augustin 박사는 스트레스가 피부에 어떤 영향을 주는지 직접 실험을 했습니다. 실험 대상자들에게 복잡한 계산을 하게 하고 "빨리 빨리!"라고 외치며 스트레스 강도를 높였습니다. 그 결과 신경성 피부염 환자들은 곧장 스트레스에 반응한 것으로 나타났습니다. 스트레스를 받은 지 10분 만에 혈액에서 염증성 세포들이 더 많이 활성화된 것입니다. 내적 긴장이나 걱정, 두려움, 초조함 등은 환자들의 피부 상태를 악화시키는 것으로 조사되었다고 합니다.[18]

---

18) 베르너 바르텐스, 『몸의 행복』, 유영미 역(서울: 올, 2011), pp.89-92.

스테로이드도 홍조의 원인이 된다

스테로이드가 원인이 된 홍조는 어떻게 치유할 수 있을까요?
스테로이드를 해독하거나, 체내의 배출작용을 도와주는 것이
최선입니다.

스테로이드가 홍조의 원인이 될까요? 스테로이드에 의해 일어나는
염증은 엄밀한 의미에서 홍조와는 다르지만, 증상은 홍조와 유사합니
다. 스테로이드는 증상을 멈추게 하는 대신 염증의 원인이 되기도 하
며, 피부장벽을 녹여 비닐처럼 얇게 만들어버리는 특성도 갖고 있습
니다. 스테로이드로 인해 일어나는 약한 정도의 염증은 홍조와 거의
비슷합니다.

　그런데 병원에서는 어떤 경로로 스테로이드를 처방할까요? 피부에
가려움이나 가벼운 홍조가 생기면 병원을 찾게 됩니다. 병원에 가면
증상을 완화할 목적으로 스테로이드가 처방되는 경우가 있습니다. 스
테로이드를 사용해 증상이 치유된다면 참으로 다행한 일입니다.

　하지만 스테로이드를 처방하고 두세 달 후에 피부에 염증이 일어나
는 경우도 적지 않습니다. 흔히 리바운드라고 부르는데, 병원을 찾기
전보다 훨씬 더 심해지는 경우도 많습니다.

　피부질환에 스테로이드를 처방하는 일은 공교롭게도 매치펌프와

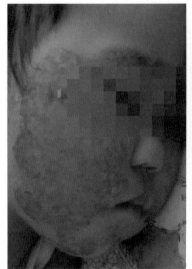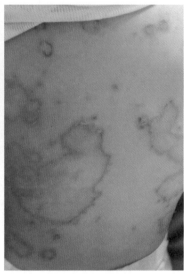

● 스테로이드를 바른 아이의 몸에 흔적이 남아 있습니다. 염증이 일어난 부분이 스테로이드를 사용한 부분입니다.

비슷합니다. 매치match, 성냥로 불을 붙이고, 펌프pump로 불을 끈다는 의미입니다. 문제를 일으키고, 문제가 커지면 수습하는 척하면서 이득을 취하는 행위를 말합니다. "병 주고 약 준다"는 우리 속담과도 같습니다.

　스테로이드는 바르는 순간 피부질환이 기적처럼 사라집니다. 그렇지만 두세 달이 지나면 증상이 훨씬 악화되는 현상이 벌어집니다. 환자는 다시 병원을 찾을 수밖에 없고, 또 스테로이드를 처방받습니다. 증상은 곧장 가라앉지만 다시 두세 달 뒤에 한 단계 더 심한 상태로 나타납니다. 이런 방식으로 한 계단, 한 계단 악화의 계단을 오르게 됩니다. 이런 특성 때문에 한번 사용하면 어지간해서는 끊기 힘든 것이 스테로이드입니다.

리바운드 현상을 경험한 환자는 스테로이드를 피부질환에 사용하는 것은 금지되어야 한다고 비판하는 반면, 의사들은 정확한 진단에 따라 올바른 용량으로 적당한 기간 사용하면 위급한 생명도 살릴 수 있는 약물이라고 옹호합니다.

스테로이드가 무슨 약물이길래 이렇게 논란의 대상이 되는 걸까요?[19] 스테로이드는 본래 우리 체내에서 만들어지는 부신피질 호르몬인데, 몸의 상태를 조절하는 역할을 합니다. 인체 내에서는 콜레스테롤을 원료로 만들어냅니다. 우리가 이용하는 것은 합성 스테로이드인데, 이것 역시 콜레스테롤을 합성해 만듭니다.[20]

스테로이드는 피부질환뿐 아니라 관절이나 염증 질환에도 쓰이고 있습니다. 피부에 염증이 생겼을 때 스테로이드를 바르면 짧은 기간에 진정됩니다. 아토피, 천식, 류머티즘, 만성 통증, 식욕 부진, 백혈병의 치료나 장기이식 후의 면역 억제 등 의료 현장에서 스테로이드제는 없어서는 안 될 약품입니다.

---

19) 스테로이드만큼 화려한 조명 아래 탄생한 물질도 흔치 않을 것입니다. 1920년대에 '물질 X'라는 이름으로 스테로이드가 처음 등장했을 때 사람들은 기적의 물질이라고 믿었습니다. 발견자인 에드워드 켄들(Edward C. Kendall) 등 3명은 1950년에 노벨 생리학상까지 받았습니다.

20) 아보 도오루, 오니키 유타카, 『내 몸을 살리는 면역의 힘』, 이진원 역(서울: 부광, 2007), p.108.

하지만 스테로이드는 피부에 사용했을 때 좋지 않은 결과를 가져오는 경우가 많습니다. 피부를 비닐처럼 만드는 것도 스테로이드의 영향입니다. 스테로이드를 과용하면 피부가 비닐처럼 얇아지고, 땀샘이 손상돼 땀이 나지 않습니다. 피부가 심하게 건조해지고, 가려움이 더 심해지는 이유가 여기에 있습니다. 땀샘은 콩팥의 보조기관으로, 피부를 통해 혈액을 여과하는 기관입니다. 땀샘이 제 기능을 하지 못하면 혈액이 정화되지 못하고, 피부질환을 유발할 우려도 있습니다.

스테로이드는 치료제가 아닙니다. 병의 근원을 해결하는 것이 아니라 증상만 누그러뜨리는 대증요법제입니다. 지속적으로 사용하면 심각한 부작용과 의존성을 초래할 위험이 있다는 것이 문제입니다. 한 달만 사용해도 의존성이 나타난다고 할 정도입니다. 악성 피부질환의 시작과 끝은 스테로이드에 달려 있다고 해도 과언이 아닙니다. 아토피를 심각한 상황으로 이끌어가는 것도 스테로이드입니다.

그렇다면 스테로이드를 바르다 중단하면 증상이 더욱 심해지는 이유는 무엇일까요?

첫째, 스테로이드를 외부에서 발라주거나 주사를 통해 주입함으로 인해, 인체에서 스테로이드를 분비하던 부신副腎의 기능이 점점 떨어지게 됨으로써 생기는 문제입니다. 부신의 기능이 떨어지면 체내 스테로이드 생산이 중단되고, 거기다 외부에서의 스테로이드 유입까지 중단되면 설상가상의 상황에 빠지게 됩니다. 부신의 기능이 돌아오려면 최소 석 달은 지나야 하는데, 그 사이에 인체 내에서 스테로이드 고갈 상태가 일어나므로 몸은 안정 상태를 유지할 수 없게 됩니다. 그러니 염증은 더욱 악화될 수밖에 없습니다.

둘째, 스테로이드 스스로 독소로 변화하기 때문입니다. 몸속으로 유입된 스테로이드는 일부는 배출되지만, 일부는 축적됩니다. 체내에 축적된 스테로이드는 산소와 결합, 산화콜레스테롤로 변화됩니다. 산화콜레스테롤은 주변 조직을 산화시켜 새로운 염증을 유발하게 됩니다.

독성이 약한 수준에서는 피부가 붉게 변하고 얇아지면서 부종이 생깁니다. 홍조 증상과 같습니다. 아니, 오히려 더 심하다고 할 수 있습니다. 심한 경우 피부가 부풀어 오르거나 진물이 나오기도 합니다. 이런 상태를 일반적으로 리바운드 현상이라고 합니다.

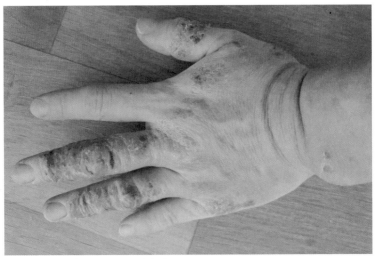

● 스테로이드 사용 후 피부에 일어난 염증

스테로이드를 중단하면 나타나는 리바운드 현상은 뭘까요? 리바운드는 질환 자체가 악화된 것이 아니라 나아가는 과정에서 나타나는 증상입니다. 몸에 침착된 산화콜레스테롤과 유해 독소들을 체외로 배출하려는 생체 반응이 증상으로 나타나는 것이지요. 즉, 리바운드는 우리 몸의 치유과정입니다.

리바운드의 과정은 고통스럽지만 그 결과는 찬란합니다. 리바운드를 이겨내야 근본적으로 치유할 수 있습니다. 스테로이드의 양을 줄여가면서, 산화콜레스테롤과 유해 독소를 체외로 배출시키고, 부신의 기능이 회복되기를 기다리는 것이 최상의 선택이라 할 수 있습니다.

전문가들은 시간이 지나면 스테로이드가 몸속에서 자연적으로 해독되기 때문에 축적되지 않는다고 합니다. 하지만 실제 사례들을 볼 때 그들의 주장에 믿음이 가지 않습니다. 스테로이드를 발랐던 부위에서 발진이 올라오는 것을 볼 때 더욱 그렇습니다.

수술 후 사용하는 스테로이드로 인해 홍조가 생기는 경우도 있습니다. 코나 양악 수술 등을 한 후에는 고용량의 스테로이드를 사용하게 되는데, 그것에 의해 염증반응이 일어나는 사례가 종종 발견됩니다. 수술 후 스테로이드를 사용하면 부작용 없이 치료가 굉장히 빨리 진행되기 때문에 병원에서는 거의 필수적으로 사용하고 있습니다.

그런데 코 성형 후 얼굴에 나타나는 붉은 증상은 염증반응인지 홍조인지 판단하기가 쉽지 않습니다. 성형 후 1~2년이 지난 후에 나타나는 경우도 많기 때문에 원인을 추정하는 것도 쉽지 않습니다. 더구

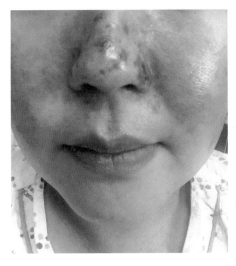

● 코 성형 후 홍조와 같은 증상이 나타나는 경우도 있습니다. 성형 수술 과정에서 사용한 스테로이드의 영향으로 보입니다.

나 스테로이드는 피부를 얇아지게 하는 속성까지 있습니다.

스테로이드로 인한 염증은 쉽게 진정되지 않는 특성이 있습니다. 스테로이드가 피부 깊숙이 들어가 있기 때문에 피부 밖으로 배출하는 것이 쉽지 않습니다. 우리 몸은 스테로이드를 분해하는 데 익숙하지도 않습니다.

안과 질환으로 인한 홍조도 있습니다. 눈에 생긴 염증을 치유하기 위해 사용한 스테로이드 안약이 피부로 흘러들어 염증을 일으키는 것입니다. 이는 피부 내부가 서로 연결되어 있기 때문입니다. 안약을 넣은 뒤 코나 입에서 쓴맛이 느껴지는 것도 이런 이유 때문입니다.

스테로이드 안약으로 인한 경우는 진물이 흘러나오는 등 심한 염증 반응을 보입니다. 단순한 홍조와는 확연히 구분됩니다. 그러나 병원

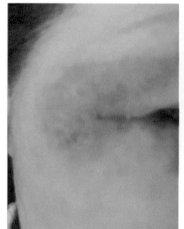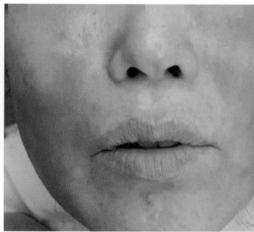

● 안과 질환을 치유하기 위해 사용한 스테로이드 안약이 피부로 흘러들어 염증을 일으키는 사례도 있습니다.

에서 스테로이드가 원인이라는 말은 하지 않기 때문에 단순한 홍조로 알고 있는 분이 많습니다.

그렇다면 스테로이드가 원인이 된 홍조는 어떻게 치유할 수 있을까요? 단순하게 답하기 곤란한 문제입니다. 스테로이드 독소는 인체 내에서 분해되지 않는 것 같습니다. 10년 전에 사용한 스테로이드가 리바운드를 일으키는 경우도 적지 않습니다. 이런 경우에는 시간이 흐른다고 해서 증상이 개선되지 않습니다.

스테로이드를 해독하거나, 체내 배출 작용을 도와주는 것이 최선입니다. 스테로이드 해독에는 미네랄 이온이 가장 효율적인 것 같습니다. 체내 배출 작용은 주로 진물로 나오는데, 이는 림프구의 작용으로

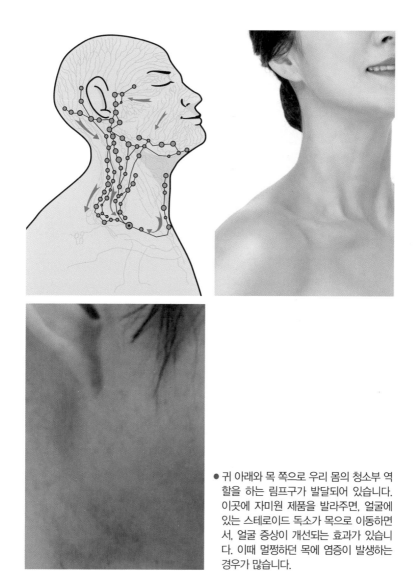

● 귀 아래와 목 쪽으로 우리 몸의 청소부 역
할을 하는 림프구가 발달되어 있습니다.
이곳에 자미원 제품을 발라주면, 얼굴에
있는 스테로이드 독소가 목으로 이동하면
서, 얼굴 증상이 개선되는 효과가 있습니
다. 이때 멀쩡하던 목에 염증이 발생하는
경우가 많습니다.

보입니다.

스테로이드는 그것을 바른 부위에서 증상이 나타나는 특성이 있습니다. 연고를 바른 부위에서 열과 염증이 생기고 진물이 나오는 것도 림프구의 체내 정화작용의 일환으로 볼 수 있습니다. 진물은 림프액인데, 주성분은 백혈구입니다. 진물이 나오는 리바운드는 치유과정으로 볼 수 있습니다.

문제는 얼굴에 스테로이드를 사용했을 경우 증상이 심해질 수 있다는 데 있습니다. 가장 바람직한 치유방법은 '증상은 유지하면서 독소는 제거하는 것'입니다. 이 같은 목표는 불가능한 것이 아닙니다. 림프구의 힘을 활용하면 어렵지 않습니다. 자미원 제품을 목의 림프구에 발라주면, 얼굴의 독소가 목으로 이동하면서 해독이 됩니다. 물론 리바운드는 최소화하면서 말입니다.

엘리델과 프로토픽, 안면홍조의 원인

면역조절제는 스테로이드에 비해 부작용이 크게 적으며 상대적으로 안전하지만 위험성을 가지고 있습니다.

피부질환으로 병원을 찾는 환자들은 불안하기만 합니다. 이제 스테로이드의 위험성을 모르는 환자는 드물 정도입니다. 스테로이드는 빼고 처방해달라는 환자에게 신경질적인 반응을 보이는 병원도 있다고 합니다. 스테로이드를 둘러싸고 병원과 환자들의 신경전은 시간이 갈수록 격렬해지고 있는 상황입니다.

병원에서는 왜 그렇게 신경질적인 반응을 보일까요? 자신들의 권위가 손상을 받는다고 생각하는 것은 아닐까요? 의학과 관련된 거짓말 중에서 가장 확실한 것은, '의사는 사람의 건강과 의학에 관해 모든 것을 알고 있다'는 말이라고 합니다. 의사들은 자신이 모든 지식을 빈틈없이 배웠기 때문에 더 배울 것이 없다고 믿고 있는 경우가 많다고 합니다. 미국의 의학박사 켄 베리는 "의사가 모든 것을 안다고 믿는 환자보다 자신의 무지함을 인정하지 않는 의사가 더 나쁘다"고 말합니다.[21]

---

21) 켄 베리, 『의사의 거짓말, 가짜 건강상식』, 한소영 역(서울: 코리아닷컴, 2019), pp.34-35.

우리 사회에서 지적 능력이 가장 뛰어나다고 알려진 사람들이고, 공부도 많이 했기 때문에 특별한 권위의식을 가질 수도 있을 겁니다. 그렇지만 세상에는 새로운 의학지식이 끊임없이 나오고 있습니다. 자신이 알고 있는 것이 전부가 아니라는 것도 알아야 합니다.

스테로이드의 부작용에 대해서는 오래전부터 문제 제기가 되어왔지만 상당수 의사들은 그 주장을 외면하고 있는 실정입니다. 자신들에게 조심스럽게 다른 치료방법에 대해 의논하는 환자를 무시하거나 비난하기도 합니다. 그러면 환자는 자연스럽게 병원을 불신하면서 발길을 끊게 됩니다.

의사들이 환자의 요구에 거부반응을 보이는 이유는 따로 있다는 생각도 듭니다. 스테로이드 외에는 증상을 즉각적으로 해결할 수 있는 의학적 방법이 없다는 겁니다. 그나마 대안으로 등장한 것이 면역조절제인데, 이는 스테로이드만큼 즉각적인 효과가 없습니다.

물론 면역조절제의 안전성에 대해 의사들은 매우 낙관적으로 말하고 있습니다.

"이 약은 평생 먹어도 이상이 없다."
"아기들이 먹어도 아무 문제 없다."

과연 그럴까요? 인간이 인공적으로 만든 것 가운데 평생 먹어도 될 만큼 안전한 물질이 얼마나 될까요? 더군다나 화학적으로 만든 약물을 말입니다. 아이가 사용해도 아무 문제 없다는 말도 사실과 다릅니다. 미국 식품의약국FDA은 2세 이하의 어린이에게는 면역조절제의 사용을 승인하지 않았습니다.

피부과에서 간호사로 일했던 박○○ 씨는 면역조절제의 안전성에 대해 이렇게 말했습니다.

"친한 피부과 원장님께 이렇게 여쭤봤어요. '스테로이드는 부작용도 심각하고 계속 사용하면 안 되지만, 면역조절제 엘리델Elidel은 부작용도 적고 오래 써도 된다고 들었어요. 그럼 인체에 무해한 가요?'"

의사의 대답은 간단했다고 합니다.

"인체에 무해하다면 왜 임산부한테는 처방을 안 하겠어?"

면역조절제도 인체에 무해하다고 볼 수는 없다는 것입니다. 스테로이드에 비해 부작용이 크게 적으며, 상대적으로 안전하다는 것으로 이해하는 것이 좋습니다.

언젠가 미국에서 공부하고 있는 한국 유학생으로부터 흥미로운 이야기를 들었습니다. 미국에서는 프로토픽Protopic과 엘리델의 부작용이 사회 문제화되고 있다는 겁니다. 물론 한국에서는 이 약물들이 여전히 안전하다고 강조되고 있습니다. 이 약물들을 지속적으로 사용한 사람들에게 얼굴이 붉어지는 증상이 나타나고 있으며, 이를 '안면홍

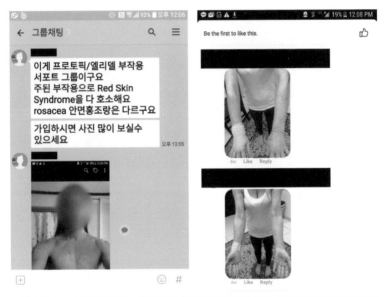

● 엘리델과 프로토픽 약물의 피해자들은 현재 커뮤니티를 형성, 서로의 정보를 공유하고 약물의 위험성을 널리 알리고 있습니다.

조 증후군'red face syndrome으로 지칭하고 있다고 합니다. 또 이 약물의 피해자들이 서로의 정보를 공유하면서 약물의 위험성을 널리 알리고 있다는 것입니다.

미국 식품의약국도 엘리델과 프로토픽의 안전성에 대해 우려를 제기한 바 있습니다. 2005년 3월 10일 미국 식품의약국은 약품설명서에 프로토픽과 엘리델이 암 발생과 관련이 있을 수 있다는 경고를 삽입하도록 결정했습니다. 특히 어린이에게는 이 약품들을 사용하지 못하게 했습니다.

미국 식품의약국 대변인에 따르면 엘리델과 프로토픽은 2세 이하의 아기들에게는 사용이 승인되지 않았다고 합니다. 이들 연고는 장기 사용 시 유아와 어린이의 면역계에 어떤 영향을 미칠지 알 수 없으며, 임상 조사에 의하면 2세 이하 유아의 경우 엘리델을 바른 집단이 그렇지 않은 집단보다 상부호흡기 감염의 위험성이 높았다고 합니다.

미국 식품의약국의 경고에 대해 미국 피부과학회는 2006년 보고서를 통해 이들 약물이 피부암이나 림프종과 연관성이 없다고 반박했습니다. 그러나 영국에서 엘리델과 프로토픽, 국소 스테로이드의 사용과 림프종 발생 간의 관련성에 대해 조사한 결과는 다릅니다. 2,829명의 림프종 환자를 조사, 엘리델과 프로토픽이 림프종 발생을 증가시킬 가능성이 있다는 결과가 나온 겁니다.

이들 면역조절제의 안전성도 의심해볼 만합니다. 화학적으로 만들어진 면역조절제가 부작용을 일으키지 않으리라는 믿음은 헛된 것입니다. 의료계 내에서도 면역조절제가 탈모, 간염, 피부발진 등을 일으킬 수 있다는 우려의 목소리가 나오고 있습니다.

면역을 억제함으로써 발생할 수 있는 악영향은 면역조절제의 독성만 살펴서는 그 본질을 보지 못할 수 있습니다. 미국인이 일상적으로 복용하는 약의 3/4은 면역억제의 효과가 있다고 합니다. 이들 약물은 비록 독성이 미약하다 해도, 면역을 억제함으로써 인체의 저항력을 떨어뜨리는 결과를 가져온다는 점에서 더욱 위험합니다. 미국인의 3명 가운데 1명은 알레르기가 있고, 5명 가운데 1명은 정신질환이 있습니다. 30초마다 1명씩 심장발작으로 죽고, 50초마다 1명씩 암으로 사망합니다.

항히스타민이나 수면제를 복용하면 수명이 줄어든다는 연구 결과도 있습니다. 1년에 단 18알의 수면제만 복용해도 사람의 수명이 줄어든다고 합니다. 처방전 없이 살 수 있는 항히스타민조차 일주일에 3알만 복용해도 사망 위험이 5배나 뛰어오른다고 합니다.[22]

문제는 아토피 증상 억제에 엘리델과 프로토픽만큼 부작용이 적은 약물을 찾는 것이 어렵다는 데 있습니다. 엘리델과 프로토픽도 어느 정도의 독성은 있겠지만, 고통을 줄여줄 수 있는 약 가운데 거의 유일한 대안이 아닐까 합니다.

물론 궁극적으로는 엘리델이나 프로토픽의 도움도 거절하는 것이 좋습니다. 인체의 면역기능을 조절하겠다는 말은 근본원인을 치유하겠다는 의지가 없다는 말입니다.

결국 병원에서 가려움증 등 증상을 완화하고 병증을 조절하는 데 집중하면,[23] 근본적인 치유는 점점 더 멀어지게 되어 있습니다. 병을 치유하려면 원인 해소에 집중해야 합니다. 증상만 완화하는 방법으로는 일시적으로 고통을 완화하는 데는 도움이 되지만, 근본적인 치유와는 거리가 멀어집니다.

---

22) 게리 캐플런, 도나 비치, 『왜 이유 없이 계속 아플까』, 이은경 역(서울: 더난출판사, 2015), p.95.

23) 김태윤, 「아토피 피부염 치료의 최신 경향」, 《소아 알레르기 및 호흡기 학회지》 제19호, 2009, pp.209-219.

독성이 없는 약은 없다

약은 우리 몸이 가진 치유력을 약화시킵니다. 한번 약에 의존하면 시간이 갈수록 의존도가 높아지게 됩니다.

홍조로 병원을 찾으면 피부에 염증이 생겼다면서 항생제, 항염제, 면역억제 연고 등을 처방하는 경우가 많습니다. 그런데 이것들이 정말 홍조 치료에 도움이 될까요? 도움이 된다면 홍조를 치유하지 못하는 병이라고 하지 않을 것입니다.

홍조는 피부장벽이 손상되어 생긴 증상입니다. 여기에 스테로이드나 항생제가 무슨 작용을 할 수 있을까요? 증상을 즉각적으로 멈추게 하는 데는 탁월한 효과가 있습니다. 그렇지만 공짜 점심은 없습니다. 고통을 잊게 해준 대가는 더 큰 고통으로 돌아옵니다.

항생제는 면역기능을 떨어뜨리고, 고통을 마법처럼 잊게 만드는 스테로이드는 훗날 리바운드라는 더 큰 고통을 선물합니다. 손쉽게 고통에서 벗어나기 위해 선택했던 스테로이드가 과거보다 더 심한 고통을 가져오는 것이지요. 스테로이드 같은 약은 마약과 비슷합니다. 잘 사용하면 인간에게 좋은 약이 될 수 있지만, 잘못 다루면 마약처럼 해악을 끼칠 수 있습니다. 처음에는 한없이 달콤하지만, 끊으려면 마약의 금단증상과 비슷한 고통을 감수해야 합니다. 처음부터 손대지 않는 것이 최선입니다. 약물학의 아버지로 불리는 파라셀수스는 "모든 약은 독이다. 사용량이 문제일 뿐, 독성이 없는 약은 없다"고 했습니다.

물론 염증이 발생하면 그것을 먼저 처리하는 것이 옳습니다. 하지만 문제의 원인을 제거하지 않으면 일시적인 미봉책에 지나지 않습니다. 근본적인 원인이 무엇인지 파악해야 치유할 수 있습니다.

염증의 원인은 세균이 아니라 독소라고 보는 것이 타당합니다. 피부장벽이 손상되고 그 틈으로 계면활성제 등의 독소가 침투하면 염증을 일으킬 수 있습니다. 독소가 침투해 염증이 생겼는데 항생제를 사용하는 것이 무슨 의미가 있을까요?

세균은 염증을 악화시킨 1차 원인이 아닙니다. 피부 속에 침투한 독소가 1차 원인이고, 세균은 2차 원인입니다. 독소를 제거하기 위해 세균이 염증을 일으켰다고 보는 것이 더 적합할 것 같습니다. 세균과 우리 몸이 연합전선을 구축해 염증을 일으키고, 림프를 대대적으로 동원해 독소 제거 작전에 나선 것입니다.

항생제를 남용하면 인체의 면역 시스템이 약해집니다. 손쉬운 치료법이 좋은 결과를 가져다주는 경우는 거의 없습니다. 질병의 증상만 없애면 근본적인 치료와 거리가 멀어질 뿐 아니라, 몸의 치유 능력을 강제로 약화시킵니다. 오히려 질병의 증상은 몸이 스스로를 치유하는 데 열중하고 있음을 나타내는 신호로 볼 수 있습니다.

항생제는 오·남용할 때 내성이 생긴다는 문제도 있습니다.[24] 세

---

24) 최근 프랑스에서 발견된 '아키네토박터 바우마니이'라는 세균은 거의 모든 항생제에 저항성을 갖고 있다고 합니다. 그뿐 아니라 세균은 병원에서 감염되는 경우가 많다는 데

균박테리아 사이에서는 유전자 교환이 쉽고 빠르게 이루어지기 때문에 항생제 내성을 갖는 병원체들이 급속히 확대되고 있습니다. 이는 현대 의료 체계상 항생제를 과도하게 사용하는 데 그 원인이 있습니다.

항생제는 소화관에서 미생물의 균형을 영구적으로 파괴할 수 있고, 이로 인해 만성질병을 유발할 수 있다고 합니다. 2011년 8월 《네이처Nature》에 발표된 연구 보고서 「유익한 세균을 죽이는 것을 멈추어라」에 의하면, 항생제 사용은 비만, 염증성 장 질환, 알레르기와 천식, 신경 장애 등을 유발하며, 면역체계에 영구적인 손상을 가져올 수 있다고 합니다.[25]

항생제가 비만을 유발한다는 주장은 오래전부터 제기되어 왔습니다. 1953년 미 해군에서는 질병 예방 차원에서 신병들에게 항생제를 투여했습니다. 놀라운 사실은 항생제를 복용한 신병의 몸무게가 현저하게 증가한 것입니다. 이런 결과를 알게 된 미국의 일부 의사들은 미숙아나 영양실조 아이들에게 항생제를 처방, 체중을 증가시키는 데 활용하기도 했습니다. 2016년 중국의 어린이 80%의 체내에서 항생제가 검출되었는데, 항생제 농도가 짙을수록 비만이 될 확률도 높아지는 것으로 나타났습니다.

약은 우리 몸이 가진 치유력을 약화시킵니다. 한번 약에 의존하면 시

문제가 있습니다. 프랑스에서는 병원에서 감염된 전염병으로 매년 약 1만 명의 사망자가 발생할 정도입니다.

25) 안드레아스 모리츠, 『의사들도 모르는 기적의 간 청소』, 정진근 역(서울: 에디터, 2015), p.54.

간이 갈수록 의존도가 높아지게 됩니다. 전 세계에서 생산되는 약물의 40% 이상을 소비하는 미국인의 평균수명이 세계 42위에 그치고 있다는 것이 무엇을 의미할까요?

약은 자연물이 아닌 합성화학물질입니다. 이런 합성물질이 인체에 들어오면 가장 먼저 대처하는 곳이 간입니다. 간은 수많은 효소 시스템을 동원해 약의 독성을 분해하려 합니다.

하지만 환자가 엄청난 양의 약을 지속적으로 먹어대면 간에서 당해낼 도리가 없습니다. 더구나 한 가지가 아니라 두 가지 이상의 약 성분이 동시에 작동하면 인체는 혼란에 빠집니다. 두 가지 약이 어떻게 상호작용을 하는지도 알 수 없습니다.

약물의 위험에서 자신을 보호할 수 있는 유일한 존재는 바로 자신입니다. 화학적으로 만들어진 약을 구입하든, 자연의 약을 찾든, 그것은 개인의 선택입니다. 하지만 답은 정해져 있습니다. 약은 최대한 줄이는 것이 좋습니다. '완전히 중단하자'는 것이 아니라 '최소한만 사용하자'는 것입니다.

LED 마스크는 홍조에 도움이 안 된다

LED 마스크에서 발산되는 빛은 뇌에서 분비되는 멜라토닌 호르몬의 분비를 강력하게 억제한다고 알려져 있습니다. 멜라토닌의 분비에 문제가 생기면 생체시계가 틀어지고 몸에 이상이 생겨 암 발생률도 증가한다고 합니다.

"LED 마스크가 홍조 치유에 도움이 될 수 있을까요?"

최근 인기리에 판매되고 있는 LEDLight Emitting Diode, 발광다이오드 마스크에 대한 문의가 많습니다. 물론 저는 LED 마스크 사용을 추천하지 않습니다. 자연에서 너무 멀리 있기 때문입니다. 자연의 빛은 태양 빛입니다. 인류는 오랫동안 태양 빛을 치유에 활용해왔습니다.

지구상의 모든 생명체는 태양을 기준으로 생체리듬을 맞춰왔습니다. 수면이나 체온 등 우리 몸의 여러 기능이 생체리듬으로 조절됩니다. 생체리듬이 깨질 경우 우울증 등 정신적인 문제에도 영향을 끼칠 수 있습니다. 과잉행동장애ADHD, 계절적 정신 장애, 불면증, 시차증, 기억력 장애 등이 태양과 관련된 생체리듬이 흐트러지면서 생기는 증상이라 할 수 있습니다.

미국 역학 저널에 의하면, 하루 평균 3시간 햇볕을 쬐면 유방암 발

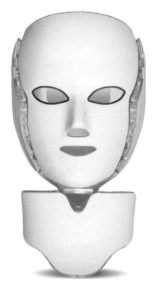

생 위험을 50%까지 낮출 수 있다는 연구 결과도 있습니다. 비타민D가 유방 세포에서 항암 특성을 가진 호르몬으로 전환되기 때문입니다. 햇볕을 쬐지 못하면, 우리 인체는 전반적으로 건강이 악화되는 결과로 이어질 수밖에 없습니다.[26]

피부 치료에 빛을 이용하는 것은 인류 역사만큼 오래되었습니다. 빛, 특히 태양을 이용한 치료법이 일반에 널리 사용된 것은 1차 세계대전 때부터입니다. 부상을 입은 병사들이 하루에 몇 시간씩 태양광선에 상처 부위를 노출했더니 놀랍도록 빠르게 치유되더라는 것입니다. 지금도 유럽에서는 태양치료법이 널리 활용되고 있으며, 아토피나 건선 등 현대 질환에 특별한 효과를 발휘하고 있습니다. 이스라엘 사해에서는 지난 30년 동안 1만여 명 이상의 아토피나 건선 환자가 태양을 이용해 치료받았는데 80% 이상이 호전되었다고 합니다.

태양광선이 상처를 치유하는 원리는, 식물이 엽록소를 통해 빛을

---

26) 한국과학기술정보연구원 김철구 전문위원은 「태양 복사와 인류의 건강」이란 보고서에서, "과거에는 피부암 등 태양광 복사의 부정적 효과에 대한 연구가 지배적이었으나, 최근에는 긍정적 효과에 대한 연구가 활발하다"고 지적하고, "자외선을 기피하면 우리 인체는 전반적으로 건강이 악화되는 결과로 이어진다"고 강조합니다.

흡수해 성장하는 것과 비슷합니다. 빛을 이용한 치료는 세포가 특정 파장의 빛을 흡수하면 대사활동이 촉진된다는 특성에서 시작합니다. 특정한 파장을 가진 빛광선이 모세혈관을 지나 혈액까지 비춰줄 정도로 깊숙이 도달하는데, 피부 깊숙이 침투한 이 빛은 림프구백혈구를 증가시키고, 이들은 유해 독소를 효과적으로 제거합니다.

그런데 햇볕에 있는 특정한 파장만 골라 LED로 활용한다는 발상은 잘못된 것이라고 생각합니다. 비슷한 사례로 파이토케미컬 Phytochemical[27]이 있습니다. 현대 과학으로 분류하지는 못하지만 식물에 제3의 물질이 있는데, 이것을 흔히 식물내재영양소라고도 부릅니다. 식물 하나에서도 얼마나 많은 물질이 상호작용을 일으키고 있는지 현대 과학은 알지 못합니다. 인체는 이 물질들에 대해 수백만 년의 진화의 시간 동안 적응해왔습니다.

인간은 식물에서 인체에 유용한 물질만 추출하거나, 그 물질과 비슷한 분자구조를 가진 물질을 만들어내기에 이르렀습니다. 그리고 이것을 건강보조식품이라는 이름으로 판매하고 있습니다. 그러나 이렇게 만들어진 것은 온전한 식품이 아닙니다. 자연에서 추출하는 순간

---

27) 파이토케미컬은 그리스어로 식물을 의미하는 '파이토'(phyto)와 화학물질을 뜻하는 '케미컬'(chemical)을 합성한 말입니다. 1980년대 초반, 과학자들은 식물체 내에 과학으로는 분석할 수 없는 미확인 물질이 존재한다는 사실을 알아냈습니다. 이 물질은 지금까지 밝혀진 영양성분과는 분명 다르며, 그것들 못지않게 중요한 역할을 수행하지만, 현대 과학은 아직 그 실체에 대해 밝혀내지 못하고 있습니다. 이 물질을 파이토케미컬이라고 합니다.

물질의 성질은 변하기 때문입니다.

빛도 같은 맥락에서 봐야 할 것 같습니다. 위키백과에서 LED 마스크를 검색하면 다음과 같은 글이 실려 있습니다.

"LED 마스크는 광光이 피부 내에서 생화학적 반응을 촉진하는 원리를 이용해 손상된 피부를 치료하는 광선요법을 사용한 제품이다. 특정 파장의 LED 광원을 피부에 쬐면 조직이나 눈 손상 없이 소염, 진통, 항알레르기, 국소 부위 혈액순환 촉진 등 다양한 효과를 낸다. 또 콜라겐과 엘라스텐의 생성을 촉진해 피부 탄력을 살리고 주름이 생기는 것을 막아준다."

글만 읽어보면 엄청난 효과가 있는 것 같습니다. 그러나 과연 그럴까요? 흥미로운 것은 이 글에 대한 출처가 없다는 점입니다. 과학적인 것처럼 포장되어 있지만 실상은 과학적 근거 자체가 없거나 희박하다는 것이지요. 이런 것을 흔히 사이비과학이라고도 합니다.

본래 LED는 1962년 미국의 과학자 닉 홀로니악이 발명한 반도체의 한 종류입니다. 낮은 전력 소모량에 비해 밝은 빛을 내며, 빨간색·초록색·파란색 등 다양한 색깔을 낼 수 있습니다. 갈륨비소GaAs, 갈륨질소GaN 등 재료에 따라 색이 달라지며, 가시광선을 비롯해 적외선이나 자외선까지 만들어낼 수 있다고 합니다. LED 마스크의 주요 소재가 되는 것은 가시광선 LED라고 합니다.

LED의 색이 푸른빛일 때는 피부의 얕은 곳에 흡수되고, 붉은색일 경우에는 피부 깊숙한 곳까지 닿을 수 있다고 합니다. 푸른색 LED는 각질 관리나 여드름 치료에 이용되고, 붉은색 LED는 진피 속까지 침투해 통증 완화나 염증 치유, 피부 재생 등에 활용된다고 합니다.[28]

문제는 실질적인 효과입니다. 인터넷을 살펴보면 효과가 없었다는 글이 많습니다. 심지어 부작용까지 적지 않은 것 같습니다. 물론 업체에서 지원한 블로그 같은 곳은 효과가 좋다는 글로 도배되어 있긴 합니다.

업계에서도 LED 빛을 쬔다고 갑자기 여드름이 없어지거나 피부가 재생되는 건 아니라고 시인하고 있습니다. 아직 정확한 치료 효과가 과학적으로 규명된 상태도 아닙니다. 더구나 건강하지 않은 세포조직일수록 더 빨리 LED 광원에 반응하는 경향이 있다고 합니다. 피부 상태가 좋은 사람은 LED 마스크의 효능을 체감하기가 쉽지 않다는 것이지요.

또 하나 생각해야 할 것은 시중에서 판매되는 LED 마스크가 '의료기기'가 아닌 '미용기기'라는 점입니다. 출력과 밀도 등이 현저히 낮아 의료기기에 비해 상대적으로 효과가 떨어질 수밖에 없는 것입니다. LED 근적외선의 열이 오히려 피부를 손상시킬 수 있다는 의견도 있습니다.

정부 기관도 LED 마스크의 효과에 부정적인 입장입니다. 2019년

---

28) 빛의 파장에 따라 색깔과 피부 침투 정도가 달라지는데, 가시광선은 약 380~750 나노미터^{nm} 영역을 일컬으며, 파장이 짧을수록 푸른색, 길수록 붉은색을 띤다고 합니다.

9월 식약처에서는 효능·효과가 검증된 바 없는 일반 공산품인 LED 마스크를 주름 개선, 안면 리프팅, 기미·여드름 완화, 피부질환 치료·완화 등의 효능·효과를 표방하며 의료기기로 오인할 수 있게 광고했다면서 업체에 시정 조치를 요구했습니다. 시중에서 판매되는 LED 마스크는 타당한 근거가 없거나 검증되지 않은 제한된 자료를 바탕으로 효능·효과를 내세워 광고한 것이므로 잘못이라는 겁니다.

더구나 LED 마스크는 부정적인 영향이 적지 않다는 문제가 있습니다. LED 마스크에서 발산되는 빛은 뇌에서 분비되는 멜라토닌 호르몬의 분비를 강력하게 억제한다고 알려져 있습니다.[29] 멜라토닌은 LED의 블루라이트에 노출되는 시간이 길어지면 분비가 급격하게 줄어든다고 합니다. 멜라토닌의 분비에 문제가 생기면 생체시계가 틀어지고 몸에 이상이 생겨 암 발생률도 증가한다고 합니다.[30]

정리해보면, LED 마스크는 '주름 개선, 안면 리프팅, 기미·여드름 완화, 피부질환 치료'에 아무런 도움이 되지 않는다고 봅니다. 홍조에도 도움이 되지 않고, 멜라토닌의 분비를 방해할 우려도 있는 LED 마스크를 굳이 사용할 이유는 없을 것 같습니다.

---

29) 이토 히로시, 『뭐든지, 호르몬』, 윤혜원 역(서울: 계단, 2016), p.81.

30) 멜라토닌은 우리 몸의 생체시계의 리듬을 조절하는 기능을 합니다. 즉, 몸에 쌓인 유독물질을 제거하는 청소부 역할을 하며, 노화를 촉진하는 유해 활성산소를 제거하는 역할도 합니다. 생체리듬이 틀어지면 몸에 이상이 생기는데, 비행기 승무원 여성에게 유방암 발생률이 높은 이유도 여기에 있다고 합니다.

산성수, 수소수, 알칼리수는 피하라

인간이 변형시킨 물은 몸속에 들어오면 문제를 일으킵니다. 알칼리수를 마셔도 혈액을 산성화하지는 못합니다.

깨끗하고 순수한 물을 싫어할 사람은 없을 겁니다. 이런 소비자의 욕구를 정확히 파악한 정수기 업체에서는 물에 미네랄이 없다는 문제를 '순수한 물'이라는 말로 포장하고 있습니다. 물론 불순한 것을 완벽하게 제거했다는 주장은 타당한 말이기도 합니다. 다만 문제는 그들이 이야기하는 '깨끗하고 순수한 물'이 화학실험실에서 사용하는 증류수라는 사실에 있습니다.

미네랄이 없다는 비판에 대해 정수기 업체들에서는 "물을 통해 흡수하는 미네랄의 양은 극히 미량이고, 인체에 필요한 미네랄은 음식물을 통해 충분히 섭취한다"고 주장하고 있습니다.

정말 그럴까요? 우리가 음식물을 통해 미네랄을 충분히 섭취하고 있을까요? 여기에도 교묘한 속임수가 있습니다. 미네랄은 이온화되어 있어야만 인체에 흡수될 수 있습니다. 미네랄은 이온 상태나 나노크기의 콜로이드로 녹은 상태로 있어야만 인체에 흡수될 수 있다는 겁니다.

즉, 자연수에 있는 미네랄은 이온화되어 있어 온전하게 인체에 흡수되는 데 반해, 음식물에 포함된 미네랄은 흡수율이 매우 낮습니다. 더구나 역삼투압 정수기를 통과한 증류수는 비타민, 미네랄, 효소 등이 전혀 포함되어 있지 않기 때문에 면역체계를 무너뜨린다는 비판까지 있습니다.[31]

미네랄이 없는 물은 인체에 들어가면 배설되는 것으로 끝나는 것이 아니라, 인체에 있는 미네랄을 빼앗아간다는 데 더 큰 문제가 있습니다. 미네랄을 완전히 걸러버린 증류수는 비어 있는 상태가 됩니다. 공간이 비어 있는 물이 우리 몸속으로 들어오면 그 공간을 채우려고 몸의 미네랄을 빼앗아갑니다. 가뜩이나 미네랄이 부족한 현대인들이 이런 물을 먹는 것은 독약을 먹는 것과 마찬가지라 할 수 있습니다. 국제물학회 잉그리드 로스버그 박사는 "나는 임산부에게 절대 역삼투압 정수기 물을 먹지 못하게 할 것"이라고 강조하고 있습니다.

역삼투압 방식의 정수기를 거친 물은 미네랄이 없는 산성수가 된다는 문제도 있습니다. 돌로 만들어진 문화재까지 녹여버리는 산성수를 직접 마신다고 상상해보면 어떨까요? 증류수는 모든 생명을 죽이고 부식시키는 산성수라는 점을 명심할 필요가 있습니다.

인간이 변형시킨 물은 몸속에 들어오면 문제를 일으킵니다. 산성화된 혈액을 중화시킨다면서 알칼리수를 먹는 분도 많습니다. 이건 정말 황당한 논리입니다. 알칼리수를 마셔도 혈액을 산성화하지는 못합니다.

---

31) 김청호 외, 『알칼리수, 산성화 시대의 솔루션』(서울: BG 북갤러리, 2012), pp.51-53.

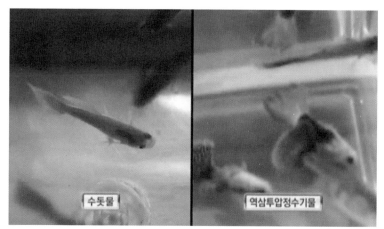

●증류수와 수돗물을 각각 넣은 두 개의 어항에 물고기를 10마리씩 넣었습니다. 증류수에서는 24시간 내에 8마리가 죽었고, 수돗물에서는 10마리 모두 살았습니다(국립수산과학원 실험 자료 참고).

예를 들면 알칼리수를 마시면 가장 먼저 위장으로 들어갑니다. 위장에서는 산도pH를 조절하기 위해 위산을 분비합니다. 위벽 세포는 신경의 지령을 받으면 pH 1~2에 달하는 강산성의 위산을 분비합니다. 위산은 음식의 살균 및 소독 작용을 합니다. 위에서는 펩시노겐 pepsinogen[32]이라는 소화 효소가 분비되고, 이 효소는 단백질을 작게 분해하는 역할을 맡고 있습니다.

그런데 강알칼리 물질이 위장에 들어오면 어떻게 될까요? 위벽에

---

32) 펩신은 효소의 작용을 하지 못하는 펩시노겐의 형태로 분비되나 위산에 의해 펩신으로 변화되어 단백질을 가수분해합니다.

서는 강도가 더욱 높은 위산을 더 많이 분비할 수밖에 없습니다. 알칼리수는 위장에서 완전히 중화되어버리는 것이지요. 위산 분비가 많아지면 위장에 장애가 발생할 수밖에 없습니다. 알칼리수를 지속적으로 마시는 분들이 위장이 안 좋은 이유도 여기에 있습니다.

수소수가 노화를 방지하고 몸을 해독한다는 논리도 황당하기는 마찬가집니다. 수소가 들어 있는 물을 마시면 활성산소를 없애 노화를 방지한다는 논리입니다. 수소가 몸속의 활성산소를 없앤다는 개념인데, 몸속에 활성산소만 있나요? 그것이 몸속에 있는 산소와 결합하면 어떻게 되겠습니까?

인체는 산소량이 부족하면 단 몇 분도 버티지 못합니다. 인체는 산소가 63%를 차지하고 있는 산소 유기체입니다. 우리 몸은 100조 개의 세포가 최선의 생명활동을 하고 있습니다. 세포의 생명활동을 위해서는 산소와 영양소가 필요합니다.

호흡을 통해 폐로 들어온 산소는 폐포[33]의 모세혈관으로 이동합니다. 폐포의 모세혈관에 있는 적혈구에는 10억 개의 산소분자가 있다고 보면 될 것 같습니다. 적혈구는 산소를 싣고 폐정맥을 통해 심장으로 들어가 전신의 조직세포에 산소를 공급합니다.[34]

그런데 영양소는 일시적으로 공급이 되지 않더라도 생명에 지장이

---

33) 허파꽈리라고도 부르며, 기도(airway)의 맨 끝부분에 있는 포도송이 모양의 작은 공기 주머니를 말합니다.

34) 혈액이 우리 몸을 한 번 순환하는 데 1분이 걸리므로, 우리 몸은 혈액순환을 통해 1분에 24조×10억 개의 산소분자를 세포에 공급하는 것입니다.

없지만, 산소는 3분만 공급이 중단되면 세포의 괴사가 진행됩니다. 영양소보다 중요한 것이 산소의 공급인 것입니다.

몸속에는 산소와 함께 활성산소도 같이 있습니다. 활성산소는 악마화되어 있는 존재이기도 합니다. 그렇지만 활성산소는 노화나 질병을 유발하는 역기능만 하는 게 아닙니다. 세포 성장과 분화를 촉진하고, 독소를 해독하는 좋은 기능도 합니다.

활성산소가 너무 많으면 세포를 죽이는 독성 물질이 된다는 것은 사실입니다. 그래서 수소가 들어간 물을 마시면 수소와 활성산소가 결합해 중화된다는 논리를 말하는 것입니다.

하지만 수소수가 좋다는 사람들은 수소나 활성산소나 모두 순식간에 사라져버린다는 것을 모르는 것 같습니다. 수소는 개봉하는 순간부터 사라지기 시작하고, 활성산소는 순식간에 생겼다 없어집니다. 반면 정상적인 산소는 몸속에서 약 100초 이상 머문다는 것을 고려해 볼 때 수소는 무엇을 목표로 할까요? 수소는 순식간에 사라지는 활성산소를 겨냥할 수 없습니다. 우리의 기대와는 달리 산소를 목표로 할 것이 분명합니다.

몸에 아무런 도움이 되지 않는 것을, 심지어 해를 끼칠 수도 있는 것을 굳이 먹을 필요가 있을까요? 실제로 더 빨리 좋아졌으면 하는 마음에 수소수를 먹었다 홍조가 더 심해진 사례도 있습니다. 어떤 작용으로 홍조가 더 심해졌는지에 대해서는 잘 모르겠지만 좋지 않은 결과가 나온 것은 사실입니다.

커피, 술, 담배, 운동은 홍조와 무관하다

> 한번 늘어난 혈관이 돌아오지 않는다는 황당한 주장에 흔들릴 필요는 없습니다. 혈관은 고무줄처럼 탄력적입니다. 몸은 스스로의 필요에 의해 혈관을 자유롭게 조절합니다.

일상생활에서 커피 같은 기호식품을 중단하는 것은 말처럼 쉽지 않습니다. 홍조에 나쁘다는 의사의 말에도 쉽사리 끊지 못합니다.

그런데 정말 이런 기호식품이 홍조에 나쁜 역할을 할까요? 홍조에 나쁘다는 말은 들었지만, 그 근거에 대해서는 듣지 못했을 것입니다. 과연 그 근거는 무엇일까요?

사람들이 가장 궁금해하는 것은 단연 커피입니다. 임신부의 하루 카페인 권장량은 커피 전문점에서 파는 원두커피 한두 잔 정도입니다.[35] 즉 하루 한 잔 정도는 위장에 문제를 일으키는 수준이 아니며, 홍조의 치유에도 방해가 된다고 생각하지 않습니다.

그런데 인스턴트커피는 다릅니다. 커피가 사망률을 낮추거나 암

---

35) 안네테 자베르스키, 『건강의 적들』, 신혜원 역(서울: 열대림, 2011), p.188. 토론토 어린이 병원 독물학 교수인 기드온 코렌의 연구에 따르면 "커피를 마시는 여성들이 더 자주 유산을 하고, 하루 여섯 잔 이상의 커피가 태아의 기형 위험성을 두 배로 높이는 것으로 나타났다"고 합니다.

위험성을 감소시킨다는 연구는 원두커피를 대상으로 한 얘기입니다. 인스턴트커피에 포함된 설탕이나 프림 같은 첨가물은 위장 장애를 일으키는 원인이 됩니다. 프림을 구성하는 첨가물 가운데는 카제인나트륨, 제이인산칼륨, 실리코알루민산나트륨, 향료, 색소 등이 포함되어 있습니다.[36] 이 외에도 점성을 만들어주는 증점제, 색소, pH 조정제 등이 줄줄이 투입됩니다.[37]

인스턴트커피를 유해식품이라고 단언하기는 어렵겠지만, 매일 마셔서 좋을 것도 없을 것 같습니다.

술과 담배, 운동에 대해서도 궁금해하는 분이 많습니다. 병원에서 하나같이 금지하는 것들입니다. 술을 마시거나 운동을 하면 홍조가 심해질까요? 겉으로 볼 땐 그렇습니다. 술을 마시거나 운동을 하면 혈관이 확장되고 열이 나기 때문에 홍조가 더 심해지는 것처럼 느껴질 수 있습니다.

그러나 운동을 멈추고 한두 시간만 지나면 원래의 상태로 돌아갑니다. 술기운이 떨어져도 마찬가지입니다. 술이나 운동으로 홍조 자체

---

36) 안병수, 『과자, 내 아이를 해치는 달콤한 유혹』(서울: 국일미디어, 2005), p.57. 카제인나트륨은 미국, 호주, 유럽 등에서 식품으로 분류될 정도로 유해성이 크지 않으며, 인산염은 첨가물 중에서도 가장 독성이 적고 양에 상관없이 허용될 정도의 식품첨가물입니다. 전문가들도 인의 독성은 설탕과 소금 같은 수준이며, 커피믹스의 인은 건강에 영향을 미칠 만큼의 양도 아니라고 합니다.

37) 아베 쓰카사, 『인간이 만든 위대한 속임수 식품첨가물』, 안병수 역(서울: 국일출판사, 2006), pp.93-96.

가 악화된 것이 아니라, 일시적으로 혈관이 확장되었다 다시 본래의 상태로 돌아온 것입니다.

운동을 하면 신진대사가 활발해지면서 혈류도 왕성해집니다. 혈관이 확장되어 붉어지고 열이 나는 것은 지극히 자연스러운 현상입니다. 이런 현상이 인체에 나쁜 결과를 가져올 것이라고 생각하는 것 자체가 넌센스입니다. 혈류가 왕성해지면 세포의 재생을 돕고, 결과적으로 홍조 치유에 도움이 됩니다.

한번 늘어난 혈관은 돌아오지 않는다는 황당한 주장에 흔들릴 필요는 없습니다. 혈관은 고무줄처럼 탄력적입니다. 몸은 스스로의 필요에 의해 혈관을 자유롭게 조절합니다.

술은 어떨까요? 술을 마신 뒤 심해진 홍조도 시간이 지나면 자연스럽게 가라앉습니다. 술이 건강에 좋은지 나쁜지에 대해서는 논외로 하고, 술 자체가 홍조를 심하게 만들지는 않는다는 의미입니다. 좋은 술을 적당히 마시면 몸에 보약이 되고, 과음을 하면 인체에 해로움을 준다는 것 정도는 누구나 알고 있습니다. 좋은 술을 적당히 즐기는 것은 홍조와는 아무 상관이 없습니다. 술을 통해 스트레스를 해소하고 신진대사를 활성화시킬 수 있다면 오히려 홍조 해결에 도움이 됩니다.

담배는 어떨까요? 담배가 인체에 해롭다는 것은 부인할 수 없는 사실입니다. 그렇다고 홍조에 직접적으로 나쁜 영향을 미친다고 생각하지는 않습니다. 담배가 건강에 좋다고는 할 수 없지만, 잎담배 자체가 유해한 것은 아닌 것 같습니다. 자연의 식물은 화학물질과는 달리 독

성이 적기 때문입니다.[38]

　술이나 운동, 담배 등은 홍조에 직접적으로 악영향을 미치지는 않는다고 생각합니다. 술이나 담배를 즐기는 사람에게 그것을 끊으라고 요구하는 것은 스트레스가 될 수 있습니다. 적당한 술과 담배가 스트레스를 해소시켜준다면 홍조 치유에 오히려 도움이 될 수도 있다고 봅니다.

---

38) 뉴기니섬에 사는 파푸아 고산족은 오랜 세월에 걸쳐 담배를 피워왔지만, 동맥경화질환자가 한 명도 없다고 합니다.

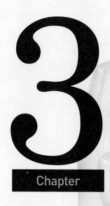

3

홍조에서 탈출하는
피부관리법

1장과 2장에서 정리한 자료를 바탕으로
피부 생리에 맞는 관리법은 어떤 것이 있는지 구체적으로 소개하고,
수천 명에 달하는 체험자들의 사례를 통해
홍조 치유를 앞당길 수 있는 방법을 알려드리고자 합니다.

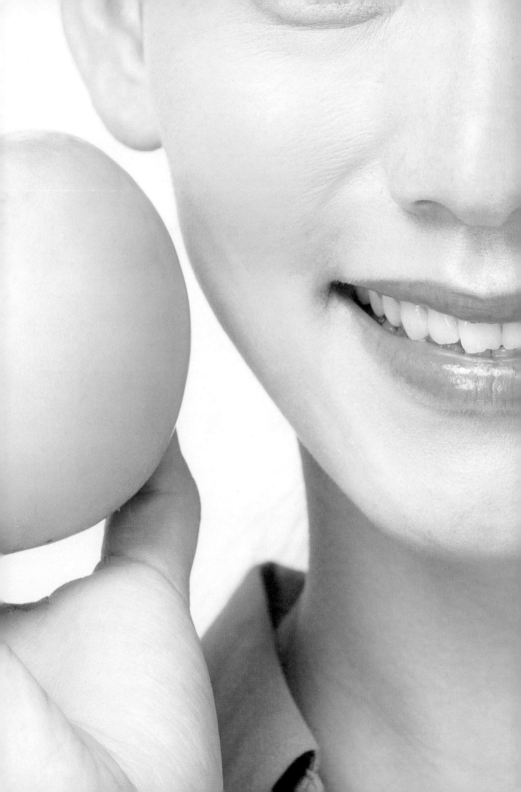

자연이 가르쳐준 세안의 비밀

사실 피부에 아무것도 하지 않는 것은 자연의 법칙에 어긋난 것이 아닙니다. 인간은 수백만 년의 진화과정 동안 세안을 위해 화학물질을 사용한 적이 없습니다.

세상에서 가장 좋은 피부관리법은 무엇일까요? 답은 단순하지만 효과는 명확한 방법이 있습니다. 독일 함부르크 대학 피부과 의사 폴커 슈타인크라우스도 "사람들이 피부를 그냥 내버려두지 않고 너무 많은 것을 한다. 적당한 것이 좋다. 가장 좋은 화장품은 피부 스스로 만들어내기 때문이다"라고 말합니다.[1]

정리하면 '피부를 위해 아무것도 하지 말라'는 것입니다. 말은 쉽지만 실천이 어렵습니다. 너무 쉬워서 어렵다고 해야 될 것 같습니다. 아니, 솔직히 말해 믿기지 않아서 실천할 수 없다고 해야 할 것 같습니다. 지금까지 알고 있던 상식과 거리가 멀기 때문입니다. 그러나 이 방법이 좋은 결과를 내고 있는 것으로 볼 때 지금까지의 상식이 잘못되었을 가능성이 높습니다.

슈타인크라우스에 따르면, 과도하게 청결한 사람은 피부가 붉어지

---

1) 베르너 바르텐스, 『몸의 행복』, 유영미 역(서울: 올, 2011), p.90.

고, 발진이 잘 생기며, 균류와 박테리아에도 잘 감염된다고 합니다. 사실 피부에 아무것도 하지 않는 것은 자연의 법칙에 어긋난 것이 아닙니다. 인간은 수백만 년의 진화과정 동안 세안을 위해 화학물질을 사용한 적이 없습니다. 과학적이라면 뭐든 옳다는 생각은 인간의 오만에 불과합니다. 자연의 법칙에서 벗어난 인간이 살 수 있는 세상은 없습니다.

인간이 온갖 불치병으로 고통받기 시작한 것도 자연과 멀어지면서부터라고 할 수 있습니다. 독일의 대문호 괴테는 "인간은 자연과 멀어질수록 병에 가까워지고, 자연과 가까워질수록 병은 멀어진다"고 했습니다. 그의 말대로 인간의 몸은 자연의 섭리를 따르고 있습니다. 인간도 자연의 일부이므로, 자연의 리듬에 좌우됩니다. 자연의 리듬에 맞춘 생활방식을 실천해야 건강한 삶을 유지할 수 있습니다. 자연과 조화를 이루는 일은 매우 중요합니다. 자연은 느리고, 복잡해 보이고, 거칠 수 있지만 인간의 적이 아닙니다. 우리 편입니다.

그렇다고 몸을 무조건 방치하라는 것은 아닙니다. 더구나 홍조나 피부질환이 발생하고 개선이 필요하다면 문제를 해결할 수 있는 특별한 관리법이 요구됩니다. 다만 특별한 관리법이 자연의 섭리에 맞는 방법이라야 한다는 것입니다.

그렇다면 자연의 섭리에 맞는 홍조 관리법은 무엇일까요?

바로 '물로만 세안하기'입니다.

물로만 세안하라니? 황당하다는 생각이 많이 들 것입니다. 몸에서 피지도 많이 생성되고, 요즘처럼 미세먼지도 많고 오염된 시대에 물로만 세안하는 것이 가능할까요? 더구나 선크림을 발랐거나 메이크업을 한 경우도 물로만 세안을 하는 것이 가능할까요?

당연히 가능합니다. 물 세안은 오염물질을 제거하는 정도가 아니라 홍조 피부 문제를 해결하는 데 특효를 보이는 방법입니다. 홍조를 해결하는 것은 온전히 우리의 몸입니다. 병원에서 해결할 수 없습니다. 우리 피부가 스스로 보호막을 형성합니다. 우리는 우리 몸의 회복력을 믿고 기다려주면 됩니다.

사람은 누구나 자연치유력을 갖고 있습니다. 인간은 생명체로서 환경에 대처하는 인체 내의 시스템을 만들어왔습니다. 면역력이나 저항력 등으로 불리기도 하는 자연치유력은 우리 몸이 스스로 병을 이겨내는 힘을 말합니다.

약물에 의존하게 되면 인체의 자연치유력은 점차 약화되고, 나중에는 그 기능을 잃게 됩니다. 히포크라테스도 "의술이란 자연치유 기술을 흉내 내는 것에 불과하다"고 했습니다. 그는 의학이 자연치유 작용을 강화하기 위해서는 생활방식과 마음가짐이 중요하며, 자연과 조화를 이루는 삶을 살아야 한다고 강조했습니다. 진정한 치유의 열쇠는 자연치유 시스템에 있다는 것이지요.

"무슨 소리! 의학은 수천 년 동안 최적의 치료법으로 발달되어온 거야. 병원에서 못 고치는 병이 어딨어?"

이 말도 맞는 말입니다. 의학은 끊임없이 진화하고 있습니다. 그런데 의사들도 그 진화의 속도를 따라가지는 못합니다. 어제까지 옳다고 생각한 방법이 내일은 달라질 수 있습니다. 몇십 년 전만 해도 맹장이 인체에서 아무런 의미가 없다는 이유로 제거 수술이 당연한 것처럼 인식되었습니다. 그러나 훗날 맹장이 미생물의 창고 역할을 한다는 것이 밝혀지기도 했습니다. 또 한때는 콜레스테롤이 몸에 나쁘다고 새우조차 먹지 말라고 한 적도 있었습니다.

자연의 법칙에서 어긋나지 않은 치료법은 변함없이 위력을 발휘하고 있습니다. 반면 현대 의학은 자연에서 점점 더 멀어지고 있습니다. 현대 의학은 하루가 다르게 발전하지만 발병률은 오히려 증가하고 있다는 것은 어떻게 설명해야 할까요?

병으로 인한 사망률도 좀처럼 줄어들지 않고 있습니다. 현대 의학에 대한 신뢰도도 점차 떨어지고 있습니다. 암을 정복할 것만 같았던 의학은 과거와 같은 믿음을 얻지 못하고 있습니다. 생명의 보존과 삶의 질 향상이 오직 과학의 발달을 통해서만 가능할 것이라는 생각도 내려놓아야 할 것 같습니다.

왜 이런 현상이 벌어졌을까요? 현대 의학은 과학이라는 이름으로 인체의 면역체계를 무시해왔고, 현재의 현상은 그 결과물이라 할 수 있습니다.[2] 증상이나 통증은 면역체계의 작동, 즉 치료과정에서 생긴 것입니다. 그런데 현대 의학은 증상을 없애는 대증요법에 집중하

---

2) 면역 시스템은 우리 몸에 유해한 영향을 주는 물질이 외부로부터 들어왔을 때 그 피해를 막고 몸을 지키는 진화의 산물입니다.

고 있습니다. 이는 우리 몸 안에 있는 면역체계를 해체하는 행위나 마찬가지입니다. 대증요법은 눈앞의 증상만 억제하는 것을 목표로 합니다. 증상만 억누르면 당장은 치료가 된 것 같지만, 근본적인 질병은 더욱 악화됩니다.

　질병의 증상을 없애는 것은 근본적인 치료가 아닙니다. 몸의 치유 능력을 강제로 약화시키는 것을 의미합니다. 증상은 몸이 스스로를 치유하는 데 열중하고 있음을 나타내는 신호입니다. 근본적인 치유를 위해서 차라리 아무것도 하지 말라는 것은 이런 이유 때문입니다.

피부보호막 재생의 메커니즘

각질을 제거하지 않으면 피부보호막은 저절로 재생됩니다. 각질이 피부보호막입니다.

각질이나 홍조 걱정 없는 아름다운 피부가 되려면 어떻게 해야 할까요? 각질이 피부 표면에 7일 동안 머문 뒤 때가 되어 자연스럽게 떨어져 나가도록 해주는 게 가장 좋은 방법입니다. 이것이 피부가 가진 자연적인 아름다움을 되찾는 최선의 방법입니다.

젊고 건강한 사람의 피부는 각질대사가 원활하게 작용해 28일이라는 이상적인 주기를 유지합니다. 반면 노화될수록 각질대사 속도가 느려지면서 각질층이 얇아집니다. 각질층이 얇아지면 필연적으로 수분 함량이 감소합니다. 그러면 피부는 수분 부족 상태가 되어 본래의 촉촉함과 매끄러움을 잃게 됩니다. 각질대사의 속도가 느려지면 점점 각질 비후를 조장하고 기미나 주근깨, 건성 피부의 원인이 되기도 합니다.

그렇지만 너무 걱정할 필요는 없습니다. 나이보다 훨씬 젊어질 수 있는 방법은 있습니다. 각질 없는 건강한 피부를 갖기 위해서는 피부의 생리를 활용하고, 그 과정을 도와주면 됩니다. 28일의 정상적인 각질대사 상태를 유지한다면 누구나 건강한 피부의 주인이 될 수 있습니다. 이것이 피부의 생리이며 메커니즘입니다.

하지만 실천론에 들어가면 쉽지 않은 것이 현실입니다. 지금까지 우리가 알고 있는 피부 관리 상식은 피부를 망치는 쪽에 가깝습니다. 깨끗한 피부를 위해 사용했던 클렌저나 각질제거제 등은 피부 대사 과정에 심대한 타격을 줍니다.

그렇다고 피부가 완전히 망가지는 일은 일어나지 않습니다. 피부의 재생 능력은 우리의 상상을 뛰어넘습니다. 무리하게 각질을 떼어내거나 각질층을 얇게 하면 오히려 두꺼워집니다. 외부 자극에 노출된 피부는 자극을 막기 위해 표면의 각질층을 급속히 두껍게 만듭니다. 외부의 자극이 강할수록 강하게 대응합니다. 각질층의 부족분을 채우기 위해 이전보다 더욱 두꺼운 각질층을 만들어내는 것입니다. 각질층이 두꺼워지는 것을 '각질 비후'라고 부릅니다. 부스럼이나 흉터가 부풀어 오르는 것도 이 현상이라고 보면 됩니다.

각질 비후가 발생하면 땀샘이나 피지의 출구까지 좁아져 수분과 피지의 부족을 초래합니다. 각질 비후는 피부를 지켜주는 방어벽 역할을 하는 동시에 기미, 주근깨, 건성 피부 등의 원인이 되기도 합니다. 각질층을 제거하면 할수록 피부는 탄력을 잃고 칙칙하게 변해갑니다.

각질 비후 없이 피부보호막각질층을 복원하는 방법은 없을까요? 물론 있습니다. 우리의 피부는 28일을 주기로 매일 생성되고 소멸되는 과정을 반복합니다. 새로운 세포가 생겨나 14일째에 각질이 되고, 7일 후에 피부의 표면으로 나와 거기서 일주일 동안 머문 뒤 떨어져 나갑니다. 이 과정이 28일 동안 진행됩니다.

이런 주기로 반복되는 이유는 무엇일까요? 생명현상에 존재하는 파동 때문이 아닌가 생각됩니다. 고대 그리스 철학자 헤라클레이토스 Heraclitus of Ephesus는 "세상 모든 것은 변화하고, 삼라만상에는 리듬이 흐른다"고 설파했습니다. 흥미로운 것은 7일 주기입니다. 생물학자들은 지구상의 생물체에는 7일 주기의 생장 리듬이 존재한다는 것을 알아냈습니다. 인체에도 7일째 극점을 맞이하고, 8일째 되는 날 다시 새로운 자세로 출발하는 흐름이 있다고 합니다. 오늘날 전 세계에서 사용하는 일주일 단위도 인간이 멋대로 결정한 것이 아니라 세포의 원형질 수준에서 정해진 것이라는 주장도 있습니다.

의사이자 자연철학자인 미키 시게오는 "지구 생물의 몸에 7일을 주기로 뭔가 눈에 보이지 않는 신비로운 파동이 다가오는 것은 아닐까? 질병 치유도 마찬가지다. 7일째마다 한 꺼풀씩 떨어져 나간다. 생명의 파동이 아닐까 한다"고 말하고 있습니다.[3]

7일이 네 번 되풀이되는 '28일의 메커니즘'을 각질대사케라티니제이션라고 합니다. 각질층을 구성하는 각질 조각인 케라틴경단백질에서 나온 용어입니다. 이 각질대사가 끊임없이 활발하게 이루어지면 촉촉하고 윤기 나는 피부를 유지할 수 있습니다.

우리가 흔히 피부라고 하는 것은 각질층을 두고 하는 말이지요. 그러므로 피부가 좋다는 말은 각질층이 예쁜 상태라는 말과 같습니다. 매일 보는 자신의 피부가 언제나 똑같아 보이겠지만 사실은 매 순간

---

3) 미키 시게오, 『태아의 세계』, 황소연 역(서울: 바다출판사, 2014), p.197.

미묘하게 변하고 있습니다. 각질대사가 이루어지는 과정을 정리하면 다음과 같습니다.

① 표피 가장 아래쪽에 있는 기저세포가 두 개로 분열됩니다. 여기에 필요한 시간은 단 1분입니다.
② 두 개로 분열된 기저세포는 약간 둥근 모양의 유극세포로 변합니다. 이 세포가 활동하는 유극세포층은 5~10층으로 이루어져 있습니다. 세포는 이 층을 따라 아래에서부터 밀려 올라갑니다.
③ 밀려 올라간 유극세포는 과립세포층으로 들어가 과립세포로 변해갑니다.
④ 과립세포층은 2~5층으로 이루어져 있으며 상층의 과립세포는 평평한 각질 조각이 되는데, 이때 내부의 지방이 물 같은 상태로 세포의 밖으로 나가 각질 조각들을 묶어주는 접착제 역할을 합니다. 한편 지방을 배출하고 남은 세포의 껍질이 경단백질인 케라틴으로, 이것이 각질이 됩니다.
※ ①에서 ④까지의 과정에 소요되는 기간이 14일입니다.
⑤ 새롭게 탄생한 각질은 맨 위에 있는 각질층의 가장 밑부분이 되어 이 각질층을 7일에 걸쳐 올라가게 됩니다.
⑥ 피부 표면으로 나온 각질 조각은 7일 동안 머물게 됩니다. 우리가 흔히 피부라고 부르는 것이 이 부분입니다.
⑦ 7일 후 수명을 다한 각질 조각은 피부에서 떨어져 나갑니다. 흔히 말하는 '때'가 이것입니다.

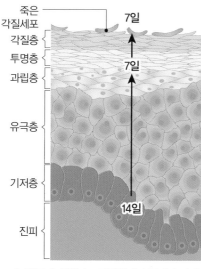

죽은
각질세포
⑦ 수명을 다한 각질은 저절로 떨어져
  나갑니다.

각질층
7일
⑥ 각질은 7일 동안 머뭅니다.

투명층
⑤ 각질은 7일에 걸쳐 올라갑니다.

과립층
7일
④ 과립세포는 각질이 됩니다.

③ 유극세포는 과립세포로 변해갑니다.

유극층
② 기저세포가 유극세포로 변합니다.

기저층

진피
14일
① 기저세포가 두 개로 분열됩니다.

● 기저세포가 생성되고 각질화되어 떨어져 나갈 때까지 28일의 기간이 필요합니다. 홍조
가 회복되려면 28일간의 각질대사가 원활하게 운용되어야 하며, 강제로 각질을 제거해
서는 안 됩니다.

피부 세포가 피부 저층부에서 표면까지 도달하는 데 28일이나 걸
리지만, 그 두께는 불과 0.1mm에 지나지 않습니다. 표면의 각질 조
각이 떨어져 나가도 밑에서부터 차례대로 새로운 과립세포가 보충되
고, 기저세포층에서는 활발하게 기저세포가 분열을 계속합니다. 피부
는 매일 생성되고 소멸되는 것이지요.

물론 피부가 항상 28일간의 대사과정을 거치는 것은 아닙니다. 노
화될수록 대사과정이 길어지는 특성이 있습니다. 한편 표피가 떨어져
나가 피부에 손상을 줄 정도의 상처를 입은 경우에는 우리 몸의 각질

층 밑의 세포들이 맹렬히 분열합니다. 그래서 상처 입구를 2~3일이면 메워버립니다. 필링이나 레이저로 피부에 약한 상처를 주면 일시적으로 피부가 좋아지는 현상도 이 같은 피부의 특성을 이용한 것입니다.

피부의 재생 속도보다 훨씬 빠르게 지속적으로 각질을 제거하면 어떻게 될까요? 피부장벽이 손상되어 민감성 피부가 되고, 홍조가 될 수밖에 없습니다. 홍조는 세포가 재생되는 것보다 빠른 속도로 각질을 제거하는 데서 시작됩니다.

이런 메커니즘만 이해한다면 피부보호막을 복구해 홍조에서 벗어나는 방법은 너무나 단순합니다.

"각질 제거를 멈추고 물로만 세안한다."

각질을 제거하지 않으면 피부보호막은 저절로 재생됩니다. 각질이 피부보호막입니다.

홍조에서 벗어나는 과정에서 극복해야 할 고비가 있는데, 각질이 유난히 많이 생기는 시기가 그것입니다. 한두 달 사이에 얼굴에서 각질이 심하게 생성되어 신경에 거슬리게 됩니다. 이 과정을 잘 넘겨야 합니다. 각질이 심하게 만들어진다는 것은 피부보호막이 왕성하게 재건되고 있는 것이라고 받아들이면 됩니다. 많이 만들어지니까 많이 밀려 올라오는 것입니다. 이것이 자연스럽게 떨어져 나갈 때쯤이면 한결 탄탄하게 자리 잡고 있는 피부보호막이 느껴질 것입니다.

비누는 피부에 손상을 주지 않는다

피부의 치유력을 도와주는 첫 번째 활동은 물 세안인데, 이 물 세안의 대안으로 제시하는 것이 비누 세안입니다.

클렌저 대신 비누를 사용하라고 제안하면 이해할 수 없다는 반응을 보이는 사람이 많습니다.

- 비누도 계면활성제로 만드는 것 아닐까?
- 비누의 세정력이 너무 강해 피부에 손상을 주지 않을까?
- 비누의 세정력이 약해 모공에 찌든 노폐물을 씻어내지 못하는 것 아닐까?
- 알칼리성인 비누가 약산성 피부에 나쁜 영향을 주지 않을까?
- 비누의 잔여물이 남아 트러블을 일으키지 않을까?

이런 우려가 있는 것은 어쩌면 당연합니다. 비누도 거품이 나고, 폼클렌저도 거품이 납니다. 반면 비누는 알칼리성이고, 폼클렌저는 약산성입니다. 사용 후 피부에 남는 느낌도 클렌저가 훨씬 부드럽고 피부에 좋을 것만 같습니다. TV에 등장하는 전문가들은 한결같이 클렌징을 강조하며, 비누는 피부에 나쁘다고 말합니다.

이런 상황에서 비누가 더 좋다고 말하는 것조차 부담스럽습니다. 하지만 진실은 분명합니다. 이미 결과가 말해주고 있습니다. 수천 명이 넘는 사람이 클렌저를 버리고 비누만 사용했는데도 홍조에서 벗어났다고 증언하고 있습니다. 결과를 뛰어넘는 이론은 없습니다.

악마는 디테일에 있다고들 합니다. 사람이나 물건은 겉으로만 평가해서는 안 됩니다. 거품이 난다고 모두 같은 거품이 아닙니다. 폼클렌저의 거품의 주체는 계면활성제입니다.

탈모를 유발하는 샴푸도 계면활성제 덩어리라고 보면 됩니다. 왜 샴푸로 머리를 감을 때 그걸로 세안은 하지 말라고 할까요? 계면활성제 함량이 너무 많아 피부 단백질을 손상시키기 때문입니다.

반면 비누는 합성 계면활성제로 만들지 않습니다. 오일과 가성소다를 교반하면 화학반응이 일어나는데, 그 후에는 오일과 가성소다 모두 사라져버리고 비누 덩어리만 남게 됩니다. 이것을 비누화 과정이라고 하는데, 이렇게 만들어진 덩어리가 계면활성력을 갖습니다. 비누화된 덩어리에 향료나 색소 등을 넣어 예쁘게 만든 것이 우리가 알고 있는 비누입니다. 계면활성제와 전혀 다른 물질인 것입니다.

그렇다면 비싼 비누와 일반적인 비누는 어떤 차이가 있을까요? 비누를 만드는 과정에서 소요되는 시간이나 오일의 종류에 따라 차이가 있다고 보면 될 것 같습니다. 오일에는 여러 등급이 있는데, 원료를 선별한 뒤 세척과정 후 첫 번째로 짜낸 오일부터 다섯 번 짜낸 오일까지 있습니다. 흔히 처음에 짜낸 오일을 엑스트라 버진 오일이라고 하는데 산도, 질, 향, 맛 등에서 뛰어납니다. 엑스트라 버진 오일로 비누를 만든다면 값비싼 비누가 될 수밖에 없을 것입니다. 비누화 과정에서 숙성기간이 필요하다면 역시 가격이 상승하는 요인이 될 것입니다.

시중 마트에서 판매하는 저가의 비누는 오일의 등급에서 조금 낮은 것이라고 보면 될 것 같습니다. 하지만 이런 비누도 전혀 나쁘지 않습니다. 걱정할 필요 없습니다. 그런데 일반 비누를 사용하면 과다하게 사용했다거나, 비누의 잔여물이 남았다고 느껴지는 이유는 무엇일까요? 비누 사용 후 피부가 당기고 건조한 느낌을 받기 때문일 겁니다. 비누를 사용한 후 피부에 약간 끈적임이 남는 느낌도 가질 수 있습니다.

왜 이런 느낌이 있을까요? 비누 사용 후 건조하고 당기는 느낌이 있는 것은 비누가 알칼리성을 띠고 있기 때문입니다. 반면 클렌저는 산성 물질주로 구연산과 보습제를 첨가해 사용 후 촉촉한 느낌을 줍니다. 이런 산성 물질은 각질층의 pH 농도를 낮출 뿐 아니라 수분을 결합시켜 피부 표면을 촉촉하게 유지시켜줍니다.

인위적으로 만들어진 산성 물질은 피부의 각질층을 녹여버리는 특성 때문에 지속적으로 사용하면 피부장벽이 손상됩니다. 식초 세안 후 피부가 매끈해지는 느낌을 받는 것도 식초의 산성 물질에 피부장벽의 가장 바깥층이 제거되었기 때문에 일시적으로 피부가 좋아지는 듯한 착시효과를 주는 것입니다.

산성 물질과 계면활성제에 의해 피부장벽이 손상되면 피부보호막이 파괴되는 것은 당연한 순서입니다. 더구나 계면활성제는 피부보호막을 손상시킨 뒤 피부로 침투하기도 합니다. 피부로 침투한 계면 활성제는 산소와 결합해 유해한 산화물로 변하며, 염증으로 이어집니다. 염증성 홍조가 바로 이렇게 생성되는 겁니다.

그렇다면 알칼리성 비누는 피부에 어떤 영향을 미칠까요? 이에 대한 설명 전에 짚고 넘어가야 할 것이 있습니다. 바로 pH 수치 문제입니다. 피부의 pH 수치가 강조되는 이유는 무엇일까요? 피부에 약산성이 좋다는 고정관념 때문일 겁니다.

그런데 어떤 메커니즘 때문에 약산성이 좋을까요? 약산성 물질pH 5.5은 우리 피부를 감싸고 있어 외부의 바이러스, 효모균, 진드기, 박테리아 등으로부터 방어하는 역할을 합니다. 흥미로운 것은 약산성 물질은 우리 피부와 상재균의 합작품이라는 점입니다. 피부는 상재균에게 먹을거리각질세포나 피지를 제공하고, 상재균은 그것을 먹이로 해로운 불청객을 쫓아낼 항생물질을 생산합니다.

유해 세균들은 상재균이 배설하는 약산성 물질 때문에 피부에 침입할 수 없습니다. 이것이 피부의 최전선에서 방어와 보습 기능을 하는 피지막입니다. 피부가 건강한 약산성 피부를 유지하기 위한 전제 조건은 상재균의 건강함입니다.

그럼에도 비누는 알칼리성이니 피부에 나쁘지 않냐고 항변할 수 있습니다. 맞습니다. 비누는 알칼리성을 띠고 있어 노화된 각편을 부드럽게 해 쉽게 떨어뜨리는 효과가 있습니다. 그런데 비누의 알칼리성이 피부에 영향을 미칠 수 있는 시간은 얼마나 될까요? 비눗기를 씻어내면 피부의 pH는 중성으로 자연스럽게 내려가 원래의 pH5-6로

돌아갑니다.[4]

즉, 비누의 알칼리성 문제는 신경 쓸 필요가 없다는 것이지요. 문제는 클렌저의 계면활성제가 상재균을 죽이고, 피지막을 손상하고, 나아가 피부장벽까지 파괴한다는 부분입니다. 약산성 물질을 만들어내는 상재균을 죽이는 클렌저를 어떻게 믿을 수 있겠습니까?

세상에서 가장 순하다고 강조하는 클렌저도 비누보다는 강하다고 생각하면 될 것 같습니다. 피부의 치유력을 도와주는 첫 번째 활동은 물 세안인데, 이 물 세안의 대안으로 제시하는 것이 비누 세안입니다. 가장 바람직한 것은 '아침 물 세안, 저녁 비누 세안'입니다. 이것만 습관화해도 홍조 걱정은 없을 겁니다.

물론 이미 홍조로 고생하는 상황이라면 물 세안만 지속하는 것이 좋습니다. 물로만 세안하기가 어색하다면 '물로만 머리 감기'를 생각해보면 될 것 같습니다. 물로만 세안하기도 노푸와 같은 원리입니다. 피부가 본연의 건강한 상태로 돌아가기 위해서는 일체의 화학물질을 단절하는 것이 좋습니다. 그러기 위해서는 클렌저, 각질제거제, 스크럽, 약물 등의 사용을 중단해야 합니다. 물 세안을 지속하면서도 종종 각질 제거나 스크럽을 하는 분이 있는데, 십년공부 도로 아미타불로 만드는 행위입니다. 피부를 본연의 건강한 상태로 되돌리기 위해서는 시간이 필요합니다. 피부관리실 이용도 멈춰야 합니다. 피부관리실

---

4) 다이몬 카즈오, 『화장에도 철학이 필요하다구요?』, 김권 역(서울: 중앙교육연구원, 1995), pp.46–47.

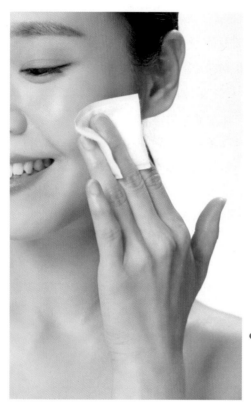

● 메이크업을 지울 때는 호호
바, 아르간, 코코넛 등 식용오
일을 화장솜에 묻혀 닦아낸
뒤 비누로 마무리하면 됩니
다.

에서는 각질 제거가 필수코스기 때문에 피부가 민감하거나 홍조가 있
는 분이라면 절대 금물입니다.

　　그렇다면 화장을 한 경우에는 어떻게 세안해야 할까요? 메이크업
을 지울 때는 호호바, 아르간, 코코넛 등 식용오일을 화장솜에 묻혀
닦아낸 뒤 비누로 마무리하면 됩니다.

비누의 잔여물은 걱정할 필요가 없습니다. 보통 세수를 할 때 비누로 더러움을 씻어내고, 물로 헹군 후 수건으로 닦아냅니다. 이때도 비누 성분이 피부에 남지는 않지만, 남는다고 해도 극히 미량입니다. 설사 비누 성분이 남아 있다 해도 상재균에 의해 분해됩니다. 비누 사용후 일시적으로 당기는 느낌은 5~10분 정도 지나면 완화되고 곧 자연스럽게 촉촉해집니다.

비누는 어떤 것이 좋을까요? 계면활성제가 첨가되지 않은 것이 가장 좋습니다. 시중에서 판매되는 비누 가운데도 계면활성제가 들어간 것이 있습니다. 다만, 비누에 들어가는 계면활성제는 소량으로 피부보호막을 손상시킬 정도는 아닙니다. 너무 예민하게 생각할 필요는 없습니다. 시중 마트에서 판매하는 일반 비누 정도면 아무 문제 없습니다.

숙면이 꿀피부를 보장한다

잠은 홍조의 치유에도 직접적인 영향을 미칩니다. 잠을 자는 시간에 분비되는 성장호르몬은 홍조를 치유하는 데 반드시 필요한 물질입니다.

잠을 자지 않는 생물은 없습니다. 물고기도 잠을 자며, 식물도 잠을 잡니다. 심지어 신화 속의 신神도 잠을 잡니다. 그렇다면 인간에게 잠이란 무엇일까요? 그리스 신화에서는 잠의 신 히프노스Hypnos를 통해 인간의 육신에 재생과 충전을 줍니다. 고대 그리스의 종합의료센터였던 아스클레피온Asclepion[5]도 환자들이 잠을 자면서 꾼 꿈을 통해 치료를 했던 곳입니다.

잠은 우리 몸이 재생하고 생존하는 데 꼭 필요한 과정이며, 에너지를 충전해줍니다. 신생아들이 하루 20시간 동안 잠을 자는 것도 성장에 필요한 에너지를 충전하기 위해서입니다. 잠에 대한 속담도 많은데, 대표적인 것이 "잠이 보약이다"라는 말입니다. 건강에는 숙면을

---

[5] 그리스 신화에서 의술의 신 아스클레피오스(Asclepius)에게 봉헌된 신전입니다. 본래는 신전의 기능만 했으나, 이 지역 출신 의사 갈렌(Galen, AD 131~210)에 의해 의료 시설로 명성을 얻게 되었습니다. 잠을 통한 치유를 중심으로 진흙 목욕이나 약초 등을 이용한 다양한 치료도 병행되었습니다.

취하는 것이 무엇보다 중요하다는 겁니다.

잠은 몸의 휴식은 물론, 낮 동안의 많은 활동으로 과열된 뇌가 휴식하기 위한 중요한 시간입니다. 의식이나 지능, 기억 등 지적 활동을 하는 대뇌는 잠을 자지 않는 한 휴식이 불가능합니다. 잠은 몸과 뇌의 재생 공장과 같은 것이며, 우리는 마음과 신체의 건강을 유지하기 위해 잠을 꼭 자야만 합니다.

잠을 제대로 자지 못하면 질병이 발생하거나 신체 리듬에 부정적인 변화가 생깁니다. 면역기능이 떨어져 암뿐 아니라 다양한 질병에 쉽게 노출됩니다. 심장질환이나 뇌혈관질환도 수면 부족과 깊은 관련이 있습니다. 감기, 당뇨, 고혈압, 비만, 우울증 등도 질 낮은 수면에 영향을 받는 것으로 알려져 있습니다.

잠은 홍조의 치유에도 직접적인 영향을 미칩니다. 잠을 자는 시간에 분비되는 성장호르몬은 홍조를 치유하는 데 반드시 필요한 물질입니다. 성장호르몬은 뇌하수체에서 분비되는 것으로, 아이들의 경우 성장을 촉진하는 작용을 합니다.

성인에게는 피부 세포를 재생시키는 작용을 합니다. 세포의 신진대사를 촉진하고, 피부나 근육이나 뼈 등을 재생시키고, 하루의 활동으로 다친 근육이나 내장 등을 효율적으로 수복시키는 기능을 합니다. 피부장벽이 재생되어야 하는 홍조에 성장호르몬은 선택이 아니라 필수인 것입니다. 성장호르몬은 면역력을 높일 뿐 아니라 지방을 분해하는 작용도 합니다. 충분한 수면이 주는 선물을 놓치지 말아야 합니다.

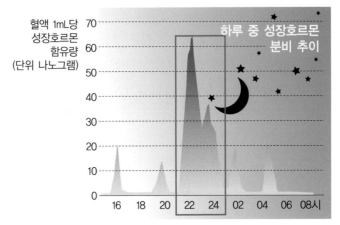

혈액 1mL당
성장호르몬
함유량
(단위 나노그램)

하루 중 성장호르몬
분비 추이

● 밤 11시부터 새벽 1시 사이에 가장 많은 성장호르몬이 분비됩니다. 이 시간
에는 잠자리에 있는 것이 좋습니다.

성장호르몬은 시간을 정해놓고 분비되는 특성이 있습니다. 24시간 중에서 밤 11시부터 시작해 12시 정도에 절정기를 맞으며, 새벽 4시까지 지속됩니다. 성장호르몬의 혜택을 누리기 위해서는 이 시간만큼은 반드시 깊은 수면 중에 있어야 합니다. 성장호르몬은 수면에 의존하기 때문입니다. 잠든 후 45분쯤 지났을 때부터 성장호르몬이 분비되며, 깊이 잠들수록 다량으로 분비됩니다. 수면시간과 함께 수면의 질도 중요한 것입니다.[6]

잠을 잘 자면 염증 치유도 원활해집니다. 부신에서 분비되는 천연

6) 미야자키 소이치로, 『병의 원인은 수면에 있다』, 장은정 역(서울: 반디, 2016), pp.100–101.

스테로이드의 일종인 코르티졸이 잠을 자는 동안 분비되기 때문입니다. 코르티졸은 밤 12시가 지날 무렵부터 분비되기 시작해 새벽 시간에 절정을 이룹니다. 주로 항염증 작용에 관여하고, 체온을 상승시키거나 신진대사를 촉진하는 작용도 합니다.

글루타티온glutathione 호르몬도 숙면과 관계가 있습니다. 뇌 속의 140억 개나 되는 뉴런의 회복을 도와준다고 알려진 이 호르몬은 항산화, 해독, 노화 방지, 면역 강화 등의 역할도 합니다. 해외 유명 배우 비욘세가 맞았다고 해서 '비욘세 주사'라고도 알려진 이 주사의 주성분이 글루타티온입니다. 글루타티온은 독소를 해독, 백옥 같은 피부로 만들어준다고 알려져 있습니다. 국내에서는 '백옥 주사'라는 이름으로 피부 미백 효과를 얻는 데 사용되고 있습니다.[7] 예부터 '잘 자는 아이가 잘 자란다', '미인은 잠꾸러기'라고 한 것도 이런 이유 때문입니다. 피부를 재생하고, 백옥처럼 맑게 만들어주는 데 꿀잠보다 더 좋은 것은 없습니다.

해외에서 선교사로 활동하고 있는 김○○ 씨의 사례를 볼 때, 꿀잠이 피부에 어떤 역할을 하는지 알 수 있었습니다. 김 씨는 자미원 제품을 4개월 동안 사용했음에도 만족할 수 없었다고 합니다. 주름이나 검버섯 등이 개선되지 않았다는 것입니다. 이렇게 변화가 늦어지는 데는 크게 두 가지 원인이 있습니다.

---

7) 글루타티온은 셀레늄이 있어야 활성화되는데, 백옥 주사의 핵심은 셀레늄이라고 볼 수 있습니다. 비타민E보다 1,970배의 항산화력을 자랑하는 셀레늄은 미국 상원 영양문제 특별위원회가 '노화 방지의 챔피언'이라고 언급할 정도입니다.

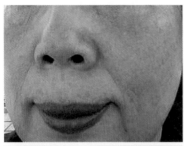
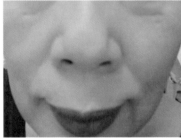
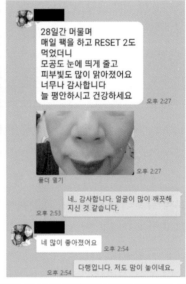

28일간 머물며
매일 팩을 하고 RESET 2도
먹었더니
모공도 눈에 띄게 줄고
피부빛도 많이 맑아졌어요
너무나 감사합니다
늘 평안하시고 건강하세요

오후 2:27

오후 2:27

룰더 열기

네.. 감사합니다. 얼굴이 많이 깨끗해
지신 것 같습니다.

오후 2:53

네 많이 좋아졌어요

오후 2:54

다행입니다. 저도 맘이 놓이네요..

오후 2:54

● 한국에서 출국하기 전 공항에서 촬영한 사진과 한 달 뒤 해외에서 보내온 메시지와 사진입니다.

첫째는 위장 기능이 약해 소화 흡수가 제대로 되지 않는 경우입니다. 위장에서 단백질 섭취가 원활하지 않을 때 피부 재생 기능도 떨어지는 것 같습니다.

둘째는 수면의 양과 질입니다. 김 씨는 깊은 잠을 이루지 못하고, 잠자는 시간도 부족하다고 했습니다. 이분에게 잠을 잘 잘 수 있는 간단한 방법을 알려드렸습니다. 해외로 나간 지 한 달 만에 기쁜 소식을 전해왔습니다. 잠도 잘 자고, 피부도 만족스러울 만큼 좋아졌다고 합니다.

긍정적인 생각이 치유를 앞당긴다

긍정적인 마인드에는 신비로운 힘이 있습니다. 그 능력을 활용할 줄 알면 통증도 줄일 수 있습니다.

홍조의 고통은 겪어본 사람만 이해할 수 있습니다. 별것 아닌 것 같은데 은근히 힘들게 합니다. 바깥과 온도 차가 심할 때는 실내로 들어서는 것조차 두려워질 때가 있습니다. 주위의 시선도 따갑지만 솟아오르는 열감도 힘겹습니다. 하루에도 몇 번씩 솟구치는 열감으로 우울증에 걸릴 지경입니다. 홍조에서 영영 벗어나지 못할 것 같은 공포가 밀려오기도 합니다.

그러나 이런 부정적인 생각은 치유를 방해한다는 것을 알아야 합니다. 먼저 홍조라는 증상에 대한 인식부터 바꿀 필요가 있습니다. 홍조는 우리에게 고통을 주기 위한 것이 아니라 치유되는 과정에서 발생하는 것입니다. 우리가 고통을 호소하는 증상들은 사실 인체의 치유 작용인 경우가 대부분입니다. 우리 몸에 생긴 문제를 치유하는 반응이 증상으로 나타나는 것이지요.

따라서 증상만을 없애려고 해서는 안 됩니다. 증상은 치유 작용으로 봐야 합니다. 증상만 억제하는 대증요법은 약물복용으로 인한 부작용을 낳고, 더 심각한 병을 키우는 결과로 이어질 수 있습니다. 병에 대해 어떤 인식을 갖는지에 따라 치유 기간이 달라지는 것을 많이 보아왔습니다. 부정적인 마인드를 가진 사람은 치유도 늦어지는 반면, 긍정적인 마인드를 가진 사람은 치유 결과도 무척이나 빨랐습니다.

병의 원인은 몸에만 있는 것이 아닙니다. 마음이 부정적인 에너지로 가득 차면 더 많은 병을 얻습니다. 부정적인 에너지는 면역체계와 내분비체계에 생화학적 영향을 미쳐 육체적인 고통까지 불러옵니다. 부정적인 마음으로 가득 차 있다면 빨리 버리는 것이 좋습니다. 암이 우리의 육체를 파괴하듯 부정적인 생각은 우리의 삶을 파괴합니다.

긍정적인 마인드에는 신비로운 힘이 있습니다. 그 능력을 활용할 줄 알면 통증도 줄일 수 있습니다. 이전과는 다른 방식으로 통증을 받아들여 통증이 일으키는 스트레스와 불안을 누그러뜨릴 수 있습니다.

육체는 마음의 노예라는 말이 있습니다. 어떤 마음을 품는지가 자신을 만들고 삶을 만듭니다. 달걀을 품으면 병아리가 나오고, 독수리 알을 품으면 독수리가 나오는 것처럼 말입니다.

미국 하버드대 윌리엄 제임스 교수의 '그런 척하기as if 원칙'이 있습니다.

"먼저 유쾌한 척하라. 행동은 감정에 따르는 것 같지만 사실 행동과 감정은 병행한다. 따라서 우리는 행동을 조정함으로써 감정까지 조정할 수 있다."

우리를 행복하게 만드는 것은 환경이나 조건이 아니라, 작은 것에서도 행복을 찾아내는 우리의 생각입니다. 행복해지고 싶으면 행복하다고 생각하면 됩니다. 부정적인 생각으로 가득 차 있으면 인생도 우울해집니다.

생각을 수없이 반복하면 기술이나 동작은 습관이 되어 무의식적으로 나오게 됩니다. 무의식은 평소에 자각하지 못하고 방치되었던 영역입니다. 왠지 우울하거나 불안하다는 등의 상태는 곧장 신체로 표현되기도 합니다.

무의식을 조절하는 것은 의외로 어렵지 않습니다. 습관만 만들어내면 됩니다. 습관은 반복으로 만들어집니다. 긍정적이고 희망적인 메시지를 반복하면 치유의 결과를 얻어낼 수 있습니다. 스스로에게 힘을 주는 메시지를 만들어 반복하면 치유도 더욱 빨라질 수 있습니다.

단백질을 섭취해야 한다

홍조를 치유하는 데도 육식은 반드시 필요합니다. 인간의 피부는 단백질로 구성되어 있기 때문에 양질의 단백질을 공급받아야 재생될 수 있습니다.

건강에 관한 속설 중에는 해괴한 것들이 있습니다. 과학적 근거도 없이 좋다거나, 혹은 나쁘다고 인식되는 것이 적지 않습니다. 피부염에 채식 위주의 식단과 저염식이 좋다는 주장도 근거 없는 속설입니다. 인간은 잡식동물입니다. 동물성 식품과 식물성 식품을 균형 있게 섭취해야 합니다. 그것은 수백만 년의 진화과정에서 충분히 입증된 사실입니다.

인류는 약 300만 년 전부터 육식을 시작하고, 40만 년 전부터 수렵과 채집을 시작했다고 알려지고 있습니다. 육식을 하면서 두뇌가 커졌고, 원숭이와 다른 길을 걷게 되었습니다. 인류는 초식동물이 아니라 본질적으로 잡식동물임을 알 수 있습니다.

홍조를 치유하는 데도 육식은 반드시 필요합니다. 인간의 피부는 단백질로 구성되어 있기 때문에 양질의 단백질을 공급받아야 재생될 수 있습니다. 단백질은 세포를 만드는 기본 재료가 됩니다. 우리 몸에 필요한 중요한 물질을 만들거나 운반하고, 뼈와 근육조직을 만듭니

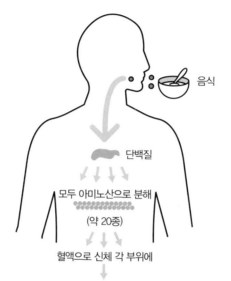

음식

단백질

모두 아미노산으로 분해

(약 20종)

혈액으로 신체 각 부위에

여러 가지로 조합되어 각종 단백질을 만듭니다.

다. 비타민이나 미네랄이 아무리 많아도 단백질이 없으면 제 구실을 못한다고 합니다. 단백질 공급이 부족하면 피부 세포를 무엇으로 재생하겠습니까? 채식 위주의 식단으로는 회복이 늦어질 수밖에 없습니다.

우리가 음식을 먹으면 위장에서 소화되고 장에서 흡수되어 혈액으로 영양분이 공급됩니다. 혈액의 원료가 되고 그 질을 결정하는 것은 수분이 아니라 단백질인 것이지요. 혈액의 대부분은 단백질로 이뤄져 있습니다. 혈액 내 단백질은 알부민으로 존재하는데, 알부민은 수명과 관계가 있습니다. 알부민이 적은 사람은 수명이 짧고, 많은 사람은 수명이 길어진다는 조사 결과도 있습니다.[8]

음식물로 섭취한 영양소를 피와 살로 만들기 위해 일하는 곳이 모세혈관입니다. 우리 몸속에 있는 혈관의 99%가 모세혈관이라고 합니다. 모세혈관은 지름이 5~10㎛인데, 0.01mm 정도로 생각하면 될 것 같습니다. 머리카락 굵기의 약 1/10 정도로 매우 미세합니다.

모세혈관은 영양소를 운반하는 동맥과 폐기물을 운반하는 정맥을 연결합니다. 동맥의 끝에 있는 모세혈관은 혈액을 표피로 밀어 올린 후 수분, 산소, 아미노산, 미량원소, 비타민 등의 영양소를 공급합니다. 이 영양분들을 공급받은 표피는 세포를 재생합니다. 피부보호막은 모세혈관의 작용으로 재생됩니다. 모세혈관이 영양 공급과 동시에 표피에서 이산화탄소와 화학폐기물을 실어와 처리하기 때문입니다.[9]

채식주의자들의 경우 피부보호막 재생 기간이 일반 사람들에 비해 1/3 정도 늦는 것으로 보입니다. 채식 위주의 식단 자체를 문제 삼고 싶은 생각은 추호도 없습니다. 다만 피부를 재생하는 일에서만큼은 양질의 단백질 섭취가 도움이 된다는 것을 말하고 싶을 뿐입니다.

하루에 필요한 단백질 양은 얼마나 될까요? 자신의 몸무게에서 'kg'을 'g'으로 바꾼 양으로 생각하면 됩니다. 60kg인 사람은 60g의 단백질이 필요합니다. 생선 여덟 토막, 달걀 여덟 개, 쇠고기 300g 정도로

---

8) 호리에 아키요시, 『혈류가 젊음과 수명을 결정한다』, 박선정 역(서울: 비타북스, 2017), p.30.

9) 옐 아들러, 『매력적인 피부 여행』, 배명자 역(서울: 와이즈베리, 2017), p.70.

제법 많습니다. 물론 저는 그렇게까지 드실 필요는 없다고 생각합니다. 하루 두세 개 정도의 달걀과 생선 한 토막이면 될 것 같습니다.

물론 채식주의를 포기하지 않고도 피부를 재생시킬 수 있는 방법은 있습니다. 피쉬 콜라겐 분말 같은 것을 섭취하면 도움이 될 수도 있습니다. 이쯤 되면 식물성 단백질인 콩이나 두부를 떠올리는 분이 많을 겁니다.

그런데 콩 단백질은 그다지 도움이 되지 않는 것 같습니다. 아미노산스코어Amino Acid Score가 완전하지 못하므로 양질의 단백질이라고 보기 어렵습니다. 아미노산스코어는 단백질의 질을 표시하는 것인데, 완전단백질을 '아미노산스코어 100'이라고 합니다.

콩고기라고 불리는 음식도 좋지 않습니다. 청국장이나 된장, 두부 등은 좋지만 콩고기는 나쁘다고 생각합니다. 콩고기는 밀단백질, 식물성 기름, 전분, 설탕, 소금, 합성당분, 유제품, 달걀 단백질, 가짜 고기, 가짜 치즈 등에 화학적 혼합물을 섞어 만들기 때문입니다.[10] 이 과정에서 거의 모든 영양소가 사라져버리며, 남는 것은 오로지 정제된 콩 단백질뿐입니다. 육식을 피하려다 육식보다 더 나쁜 합성고기를 만나게 되는 셈이지요.[11]

콩고기는 식품 분류 체계에 따라 가공됩니다. 콩고기에는 미백제

---

10) 일부 패스트푸드 매장에서 판매하는 식물성 버거도 건강에 좋다고 알고 있지만 실제로는 진짜 고기보다 건강에 좋지 않다고 합니다. 이런 버거를 '비욘드 버거'라고 하는데, 칼로리와 지방 함량도 일반 버거와 거의 비슷하다고 합니다.

11) 존 맥두걸, 『어느 채식의사의 고백』, 강신원 역(서울: 사이몬북스, 2017), p.173.

인 이산화티타늄과 완하제Laxatives, 변비약에 일반적으로 사용되는 메틸셀룰로오스 등 40가지 이상의 성분이 들어간다고 알려지고 있습니다. 한 조사에 따르면, 소비자들의 40%가량이 가공식품을 피하기 위해 이런 식물성 가짜 육류를 먹는다고 합니다. 하지만 그 제조 과정에 숨겨진 이런 사실을 알게 된다면 그 후에도 계속해서 가짜 고기를 먹을까요?

다만, 분리 대두 단백질이라면 말은 달라집니다. 분리 대두 단백질은 콩을 물이나 알칼리 용액으로 정제해 추출한 단백질만을 건조시켜 만든 단백질 공급원입니다. 보통 콩에는 여성호르몬인 이소플라본이 존재해 근육의 성장을 저해하고, 지방 생성에 용이한 체형을 만든다고 합니다. 대두를 탈지해 다른 요소들을 걸러내고 단백질만을 추출한 분리 대두 단백질이라면 그런 걱정은 없습니다.

육식이 부담스러운 사람은 분리 대두 단백질이나 피쉬 콜라겐 식품을 먹고, 그렇지 않으면 육식을 직접 섭취하는 것이 좋습니다. 육식을 권하면 콜레스테롤을 걱정하는 목소리도 적지 않습니다. 그렇지만 콜레스테롤 분야의 전문가 우페 라븐스코프 박사는 콜레스테롤 수치를 낮추는 것이 옳다고 믿는 상식이 오히려 건강을 해치고 있다고 말합니다.[12]

---

12) 우페 라븐스코프, 『콜레스테롤은 살인자가 아니다』, 김지원 역(서울: 애플북스, 2013), pp.10-18. 우페 박사는 콜레스테롤에 대한 오해가 제약회사와 의학계가 펼친 '콜레스테롤 유해성 알리기 운동' 때문에 생겨났다고 주장합니다. 그는 콜레스테롤이 부족하면 심각한 부작용을 겪게 된다는 새로운 과학적·의학적 연구 결과를 제시하고 있습니다.

세계적인 심장전문의 17명이 콜레스테롤이 나쁘지 않다는 연구 결과를 발표하기도 했습니다. 심지어 나쁜 콜레스테롤인 저밀도 지단백LDL 콜레스테롤도 동맥경화나 심장병을 유발하지 않는다는 것입니다.[13]

홍조로 고생한다면 콜레스테롤이 반드시 필요하다는 점을 알아야 합니다. 콜레스테롤이 없으면 세포막과 신경조직을 만들어낼 수 없기 때문입니다. 세포막과 신경물질을 만드는 데 제약이 생긴다면 피부보호막을 재생하는 데도 어려움을 겪을 수밖에 없습니다.

심지어 콜레스테롤이 없으면 제대로 생각을 할 수도 없습니다. 뇌세포와 신경섬유의 중요한 구성 재료로 신경 자극을 만들어내는 화학 반응 역시 콜레스테롤을 기반으로 하기 때문입니다. 우리 몸에서 뇌가 가장 높은 콜레스테롤 농도를 유지한다는 사실은 그리 놀랄 일이 아닙니다.

물론 아무 고기나 많이 먹는다고 좋은 것은 아닙니다. 일단 질 좋은 고기라야 합니다. 정부에서 관리하는 것이 그나마 안전합니다. 농림축산식품부가 시행하고 있는 HACCP위해요소관리우수, 무항생제 축산물, 유기 축산물, 동물복지농장 등의 인증마크를 잘 살펴보고 구매하면 무리는 없습니다. 스트레스를 받지 않는 농장 동물들은 면역력이나 질병에서 우수하므로 항생제도 덜 쓰게 됩니다. 동물복지농장에서

---

13) 이 연구는 총 129만 1,317명의 임상시험 자료에 대한 종합 평가 결과를 근거로 한 것으로, 《임상약리학 전문가 리뷰》(Expert Review of Clinical Pharmacology)에 발표되었습니다.

자란 달걀은 오메가3가 많고, 돼지고기는 수용성 지방이 많아 육질이 부드럽습니다.

조리 방법도 무시할 수 없습니다. 돼지고기, 오리고기, 닭고기는 수육 형태로 먹는 것이 무난하다고 생각합니다. 고기를 먹으면 아토피 증상이 더 심해진다는 말도 있지만, 그것은 사실과 다른 것 같습니다. 아토피안들이 수육 형태의 고기를 먹었을 때 증상이 심해지는 경우는 없었기 때문입니다. 다만 소고기와 우유는 금하는 것이 좋습니다. 소고기를 먹으면 피부염증이 더 심해지는 것을 보아왔습니다.[14]

그렇다면 육류는 얼마나 먹어야 할까요? 해답은 자연에 있습니다. 자연의 순리대로 먹으면 되는데, 그것은 치아를 보면 알 수 있습니다. 오랜 진화과정에서 형성된 인간의 치아는 앞니, 송곳니, 어금니 세 종류가 있습니다. 앞니는 채소나 과일을 갈아 먹기 위한 용도, 송곳니는 육류를 뜯거나 씹기 위한 용도, 어금니는 곡물을 으깨기 위한 용도로 발달했음을 알 수 있습니다. 위턱이나 아래턱의 치아 개수를 보면 앞니 4개, 송곳니 2개, 어금니 10개로 구성된 것으로 보아, 채소 2 : 육류 1 : 곡물 5의 비율로 먹는 것이 자연의 순리에 맞는 식단이라고 생각합니다.

---

14) 소는 체온이 인간보다 높기 때문에 소기름이 체내에서 잘 녹지 않는다고 합니다. 우유는 성장호르몬 등 각종 물질이 많이 들어 있어 아토피에 나쁜 영향을 미치는 것으로 추정됩니다.

▌홍조에 좋은 식품

크릴 (krill)	오메가3 지방산 같은 인지질이 풍부합니다. 인지질은 생명의 기본 요소이자 세포막에 형성되어 있는 인을 포함한 지질로, 피부장벽 형성에 도움이 됩니다.
분리 대두 단백질	콩을 건조시켜 만든 단백질입니다. 지방 분해를 촉진해 체지방 감소에도 도움이 됩니다.
허니부쉬 (honey bush)	헤스페리딘 성분이 다량 함유되어 있어 피부 노화를 방지하고 주름을 개선하기 때문에 탄력 있는 피부를 만들고 유지하는 데 도움이 됩니다.
매스틱 (mastic)	위산의 균형을 맞추고 점막을 보호해 손상된 위장의 기능을 회복하는 데 도움이 됩니다. 위장 기능이 좋아야 소화 흡수도 잘 되고, 피부 회복력도 좋아집니다.
카무카무 (camu camu)	피부 탄력을 유지하는 콜라겐 생성과 피부 세포의 신진대사에 없으면 안 되는 영양성분입니다.
피쉬 콜라겐 (fish collagen)	콜라겐은 결합조직의 주성분으로 피부 탄력을 유지하는 데 중요한 역할을 합니다. 어류 콜라겐은 인체의 콜라겐 구조와 유사해 흡수율이 84%에 달한다고 합니다.

위장 기능이 좋으면 치유가 빨라진다

영양분이 소화 흡수되지 않으면 혈액을 만들 수 없고, 혈액이 필요한 만큼 만들어지지 않으면 피부 세포도 재생되지 못합니다. 그러면 피부보호막도 원활하게 재생되지 않습니다.

한국 속담에 "잘 먹고, 잘 싸고, 잘 자면 건강하다"는 말이 있습니다. 사람이 건강하다는 것은 이 세 가지 기능이 원활하다는 것을 의미합니다. 그런데 질 좋은 음식을 먹어도 소화 기능이 제대로 작동하지 않으면 잘 먹는다는 것이 의미가 없습니다. 위장에서 소화 분해·흡수 기능이 제대로 작동하지 않으면 장에서도 영양분 흡수가 제대로 이뤄지지 않습니다.

영양분이 소화 흡수되지 않으면 혈액을 만들 수 없고, 혈액이 필요한 만큼 만들어지지 않으면 피부 세포도 재생되지 못합니다. 그러면 피부보호막도 원활하게 재생되지 않습니다.

홍조의 원인을 찾기 난감한 경우가 있는데, 위장에 문제가 있는 경우도 그 가운데 하나입니다. 위장 기능이 좋지 않으면 왜 피부보호막 재생이 원활하지 않을까요? 예를 들어 자극적인 음식을 많이 먹으면 위 점막의 모세혈관은 점점 수축되다 탈락하기도 합니다. 그러면 위장에서의 영양소와 노폐물의 교환이 정체될 수밖에 없습니다. 위장의 기능이 떨어지면 섭취한 음식이 장시간 머물게 되면서 더부룩함과 속쓰림 등이 발생합니다. 그리고 자연스럽게 장 기능도 떨어집니다. 또 변비나 숙변이 쌓이게 되고, 치질도 걸리기 쉽습니다.[15]

이 상황이 장기화되면 대장에 부패물이나 가스가 쌓이고, 장기 점막을 통해 노폐물이 온몸으로 퍼지게 됩니다. 그러면 두통, 어깨 결림, 권태감, 만성피로 등의 증상이 나타납니다. 피부는 거칠어지고, 기미나 뾰루지 등 트러블이 생기기도 합니다.

그렇다면 위장에 장애를 일으키는 원인에는 어떤 것이 있을까요? 스트레스 등 정신적인 문제도 원인이 될 수 있지만, 나쁜 음식물이 주범인 경우가 많습니다. 매운 음식이나 화학첨가물이 많이 들어간 인스턴트식품, 커피 등도 의심해볼 필요가 있습니다. 이런 음식물은 위점막의 모세혈관에 손상을 주어 위점막의 턴오버turnover, 5~7일을 주기로 재생 운행을 방해합니다.

위장에 자극을 줄 수 있는 음식은 가급적 멀리하는 것이 좋습니다. 원두커피도 하루 한 잔 이상은 위장에 부담을 줄 수 있습니다. 매운 음식도 위장에 자극이 됩니다.

더불어 저염식도 위장에는 좋지 않다는 것을 알아야 합니다. 소금의 나트륨은 췌장액, 쓸개즙, 장액 등 알칼리성 소화액의 성분이 됩니

---

15) 네고로 히데유키, 『모세혈관, 건강의 핵심 젊음의 비결』, 김은혜 역(서울: 시그마북스, 2018), p.31. 소금이 부족하면 위액도 충분히 만들어지지 않습니다. 지방을 분해하기 위해서는 쓸개즙산염이 필요한데, 염분과 수분이 부족하면 쓸개즙 분비가 제대로 되지 않아 소화 흡수에 문제가 생길 수 있습니다.

다. 그래서 소금이 부족하면 소화액 분비가 감소해 식욕이 떨어질 수밖에 없습니다. 또 염분이 부족하면 음식을 아무리 섭취해도 이온화할 수 없기 때문에 몸에 흡수되지 않습니다. 먹는 것이 피와 살이 되지 못한다는 것입니다.[16]

『본초강목』本草綱目에도 소금은 '위장을 튼튼하게 하고 묵은 음식을 소화시킨다', '식욕을 촉진하고 소화를 도우며 답답한 속을 풀고 뱃속의 덩어리를 터트리며 부패를 방지하고 냄새를 없앤다'고 기록하고 있습니다. 소화 기능이 떨어졌다고 생각될 때는 약간 짭조름하게 먹는 것이 좋습니다. 소금기가 독소를 중화시키고, 소화효소의 움직임을 활성화시켜주기 때문입니다.

가장 궁금한 것은 위장 기능을 회복하는 방법일 겁니다. 일반에 많이 알려져 있고, 누구나 손쉽게 이용할 수 있는 것은 양배추를 활용하는 방법입니다.

양배추는 위궤양을 억제하고 위점막을 보호하는 데 도움을 주는 설포라판부터 위점막의 재생 촉진에 효과적인 비타민K까지 좋은 영양소가 다량 함유되어 있다고 합니다. 비타민K 성분은 위출혈을 막고 위장질환을 개선하는 데 효과가 있으며, 이 외에도 양배추에 함유되어 있는 비타민U 성분은 궤양성 질환 개선에 도움이 된다고 알려져 있습니다.

양배추는 생으로 먹어도 되고, 삶아서 쌈으로 먹어도 좋습니다. 치

---

16) 김은숙, 장진기, 『백년 면역력을 키우는 짠맛의 힘』(서울: 앵글북스, 2019), pp.223-224.

유 목적으로 먹는다면 양배추 환이나 양배추즙으로 섭취하는 것이 효율적입니다.

위장에 체기가 있을 때는 계내금鷄內金을 먹는 것이 좋습니다. 계내금은 닭 근위의 속껍질을 벗겨 물에 깨끗이 씻은 다음 햇볕에 말린 것입니다. 닭 모래집을 감싸고 있는 노란 막이라고 생각하면 됩니다.

계내금을 먹으면 위액 분비가 항진되고, 위산도가 높아지며, 위 연동 운동도 강해집니다. 비위가 허약해 소화가 잘 안 되며 식욕이 떨어질 때나 구토, 소화장애, 더부룩함, 복부팽만 등 식체 해소에 도움이 됩니다.

위장 기능이 떨어진 정도라면 양배추를 활용하고, 체기가 있다면 계내금을 복용하면 도움이 될 것 같습니다. 물론 위장에 장애가 있는 상태라면 둘을 함께 이용하는 것이 좋겠습니다.

천연의 비타민을 먹으라

비타민 결핍의 해결책은 단순합니다. 자연의 식품을 먹으면 됩니다. 비타민 알약을 먹는 한 비타민 문제는 해결될 수 없습니다.

건강보조식품을 챙겨 먹지 않는 현대인은 없는 것 같습니다. 건강에 문제가 있는 사람은 건강보조식품에 더더욱 매달리게 됩니다. 회복을 조금이라도 앞당기고 싶은 간절한 마음 때문입니다. 이 덕분에 공장에서 값싸게 만들어진 비타민제는 날개 돋친 듯 팔려나갑니다.

비타민을 섭취하라고 하면 사람들이 당장 떠올리는 것이 약국에 진열된 비타민 알약입니다. 그러나 안타깝게도 그 비타민은 진짜 비타민이 아닙니다. 공장에서 생산된 비타민 알약은 과일이나 채소의 비타민과는 완전히 다른 물질입니다.

진짜 비타민은 생체 요소들과의 상호작용을 통해 체내 영양소로 흡수되지만, 합성 비타민은 그렇지 못합니다. 인간이 먹어야 할 음식과 먹지 말아야 할 음식이 있는데, 합성된 식품은 먹을 수 있는 것이 아닙니다.[17]

---

17) 미국 상원 영양문제특별위원회는 저명한 학자 270명을 동원해 2년간 실시한 '식생활이 건강에 미치는 영향'에 대한 조사에서 「잘못된 식생활이 성인병을 만든다」라는 제목의 5,000여 쪽에 달하는 보고서를 내놓은 바 있습니다.

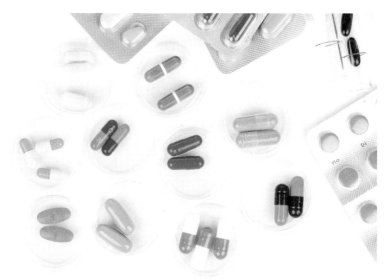

● 비타민은 알약으로 대체할 수 없습니다. 자연의 일부만 합성해 무언가를 만들면 오히려 문제의 원인이 됩니다.

　가공도가 낮고 자연에 가까울수록 좋은 식품이라는 것이지요. 공장에서 만든 비타민 알약은 자연에서 너무 멀리 떨어져 있습니다. 더구나 합성한 비타민이 우리 몸에서 어떤 생화학 반응을 일으키는지 모른다는 게 문제입니다. 예나대학 식품영양학과 게르하르트 교수는 "인체에 영향을 미치는 물질이 식물에만 1만여 개가 있다. 문제는 이들이 어떤 상호작용 아래 영양소로 흡수되는지 전혀 밝혀내지 못했다는 점이다. 당분간은 상상도 할 수 없는 일이다"라고 밝혔습니다.[18]

---

18) 한스 울리히 그림 외, 『비타민 쇼크』, 도현정 역(서울: 21세기북스, 2005), p.31.

자연계의 식물조차 인체에서 어떤 작용을 하는지 모르는 상황에서 합성 물질의 작용은 더더구나 알 도리가 없습니다. 합성 비타민은 유전공학 기술을 동원해 공장에서 생산합니다. 생산의 원칙은 저렴한 비용에 있습니다. 합성 비타민 생산 초기에는 자연에서 추출하는 방법을 사용했으나 지금은 비용 문제로 화학 처리법을 이용합니다.

사람들에게 가장 사랑받는 비타민C는 유전공학 기술로 만듭니다.[19] 베타카로틴비타민A 전구체은 대장균의 유전자를 조작해 만들고 있습니다. 화장품에 많이 사용되는 비오틴비타민B7은 '푸마리아'라는 잡초를 모방해 합성한 물질입니다.[20] 합성 비타민에는 비타민만 들어있는 것이 아닙니다. 화학 감미료, 폴리에틸렌글리콜, 스테아레이트, 활석 가루 등이 함께 들어 있습니다.[21]

이렇게 만들어진 합성 비타민의 효과는 어떨까요? 공장에서 만든 합성 비타민이 자연의 물질로 섭취하는 비타민과 같은 작용을 한다고

---

[19] 비타민C는 일찌감치 화학물질을 합성해 만드는 방법이 선택되어 에르위니아 헤르비콜라균의 유전자를 조작해 만들고 있습니다.

[20] 임산부들이 많이 먹는 엽산은 개구리의 피부를 부패시켜 만들고, 비타민B12는 썩은 진흙에 있는 동물의 시체에서 추출했으나, 시간이 지나면서 비용 문제로 유전자 변형 방법으로 변경되었습니다.

[21] 폴리에틸렌글리콜이나 스테아레이트는 피부나 점막을 자극할 뿐 아니라 알레르기를 유발할 수 있습니다. 활석 가루는 장의 벽까지 뚫고 지나가 체내의 어디든 마음대로 흘러 들어갑니다. 쥐에게 활석 가루를 먹인 실험에서 쥐의 신장, 간, 뇌, 폐에서 활석 가루 침착이 발견되었습니다. 활석 가루는 종양의 원인이 되는 것입니다.

믿는다면 큰 오산입니다. 합성 비타민이 우리 몸으로 들어오면 인체는 유해 독소가 침투한 것으로 인식할 수 있습니다. 화학물질은 체내의 자연 물질과 상호결합하지 못하기 때문입니다.

합성 비타민이 사망률을 높인다는 연구 결과도 있습니다. 2007년 ≪미국의학협회저널≫에 흥미로운 논문이 실렸습니다. 논문의 저자들이 비타민에 관한 논문들을 모아 메타분석을 시도했는데, 합성 비타민이 사망률을 높이거나 건강에 별 도움이 안 된다고 발표한 것입니다.[22]

왜 이런 결과가 나왔을까요? 동국대 일산병원 오상우 박사는 다음과 같이 분석합니다.

첫째, 현대인의 식생활이 과거에 비해 풍족해졌습니다. 비타민이나 미네랄이 부족한 환경이 아니라는 것입니다.

둘째, 인위적으로 특정 비타민을 합성해 사용하는 것은 자연스럽지 못합니다. 천연식품의 형태로 복용하는 비타민은 도움이 되겠지만, 화학적 방법을 통해 특정 성분만을 만들어낸 방식은 인체에 맞지 않는다는 것입니다.

셋째, 과다한 항산화 효과는 우리 몸의 정상적인 기능까지 억제할 수 있습니다. 인체 내의 활성산소가 질병의 위험과 노화로 이끄는 것은 사실이지만, 거꾸로 면역반응 등에서는 우리 몸을 지켜주는 역할

---

22) 2009년 같은 저널에 발표된 한 논문은, 심혈관질환이 있는 사람들을 대상으로 엽산과 비타민B12를 복용시키는 연구를 해보았더니 암 발생률은 21%, 전체 사망위험률은 18%가 늘어났다고 보고했습니다.

을 합니다. 활성산소를 없애기 위해 복용하는 다양한 것합성 비타민, 수소수 등이 면역기능을 떨어뜨리는 역효과를 만들어낸다는 것입니다.

그렇다면 어떤 비타민을 먹어야 할까요? 대원칙은 자연에 있습니다. 자연이 만든 것은 먹어도 됩니다. 천연의 음식물은 먹되, 인공적으로 만든 비타민은 먹으면 안 됩니다. 현대인이 비타민을 갈구하게 된 것은 자연에서 멀어졌기 때문입니다. 인간이 자연식품을 멀리하기 시작하면서 비타민 결핍 문제가 발생했다는 말이지요.

자연의 식품을 통해 비타민 섭취를 해야 하는 이유는 더 있습니다. 비타민은 다른 생체요소와의 상호작용을 통해 체내 영양소로 흡수되는데, 합성 비타민은 다른 생체요소와 어떤 작용을 일으키는지에 대한 연구가 없습니다.

그뿐 아니라 다른 영양소와 고립된 채 하나의 물질만 체내로 흡수될 경우 인체에 악영향을 미칠 가능성도 있습니다. 합성 비타민은 음식물로 섭취하는 비타민과 달리 고립된 하나의 물질이며, 그것이 체내로 유입되면 인체는 유해 독소의 침투로 인식할 수 있습니다. 인공적으로 만들어진 화학물질은 체내에 존재하는 수천 개의 자연 물질과 상호결합하지 못하기 때문이지요.

비타민 결핍의 해결책은 단순합니다. 자연의 식품을 먹으면 됩니다. 비타민 알약을 먹는 한 비타민 문제는 해결될 수 없습니다. 가장 좋은 비타민 섭취법은 음식물을 온전히 그대로 먹는 방법입니다. 음식물 전체가 유입되기 때문에 단일 물질로 구성된 합성 비타민과 달리 인체 내에서 독소로 인식하지 않습니다.

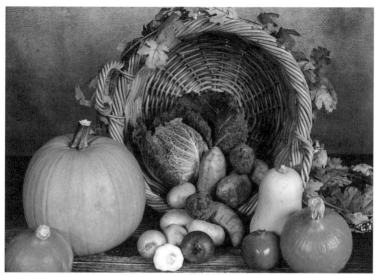

● 식물은 위대한 자연의 에너지를 몸에 담고 있습니다. 자연 그대로의 상태로 먹을 때 우리는 온전히 그 에너지를 얻을 수 있습니다.

식물의 경우 비타민이나 미네랄, 섬유질 등 일반에 잘 알려진 영양소뿐 아니라 파이토케미컬Phytochemical이 다량 함유돼 있습니다. 식물 영양소는 탄수화물, 단백질, 지방, 비타민, 미네랄 등 5대 영양소와 제6영양소인 식이섬유에 이어 제7영양소로 주목받고 있습니다. 천연의 채소와 과일은 비타민과 미네랄 등 주요 영양소와 함께 2,500여 종에 이르는 각종 식물 영양소를 갖고 있습니다. 인공적으로 만든 합성비타민이 도저히 추종할 수 없는 자연의 신비로 남아 있습니다.

홍조 치유에 도움이 되는 식품으로는 어떤 것이 있을까요? 혈액 생성에 도움이 되는 식품이 좋습니다. 혈액이 원활하게 생성되어야 피부 세포를 재생하는 데 도움이 되기 때문입니다. 앞에서 말씀드린 단백질 섭취와 함께 발효한 콩, 비트, 스피루리나 등도 추천하고 싶습니다. 저렴한 비용에 비해 효과가 좋은 것들입니다.

스피루리나는 100g당 단백질이 약 60g을 차지하고 있을 만큼 그 양이 풍부합니다. 우유보다 칼슘이 10배, 철분은 시금치의 50배가 들어 있습니다. 핵산이 많이 들어 있어 세포를 젊게 만들고 신진대사를 촉진시켜 세포의 손상을 예방하는 데도 좋습니다.

일본의 다케우치 박사의 실험 결과, 빈혈증에도 스피루리나가 효과가 있다는 것이 드러났습니다. 적혈구, 헤모글로빈, 헤마토크리트 등이 개선된 것으로 볼 때, 혈액 생성에 도움이 된다는 것을 알 수 있습니다.

스피루리나와 함께 먹으면 좋은 것이 비트입니다. 비트는 '땅속에서 나는 붉은 피'로 불릴 정도로 철분과 엽산 등이 풍부하게 들어 있습니다. 비트의 붉은색은 베타인이라는 성분 때문이라고 합니다. 베타인은 혈전이 쌓이는 것을 억제하고, 간 기능 개선 및 혈액순환에 탁월한 효과가 있어, 혈압 강화와 소화 기능 향상에 좋습니다.

장내 미생물 생태계 복원이 핵심이다

> 미생물이 장에서 생존하려면 두 가지 조건이 갖춰져야 합니다.
> 온전한 생태계가 구성되어 있어야 하고, 식물성이어야 합니다.

장 건강은 피부 건강과 밀접한 관계가 있습니다. 피부가 좋지 않을 때 유산균을 찾는 것은 옳은 판단입니다. 장에서 미생물들이 제 역할을 해준다면 각종 피부질환에 큰 도움을 받을 수 있기 때문입니다. 최근 비타민과 함께 필수적인 건강보조식품으로 떠오르는 것이 프로바이오틱스입니다.

실제로 우리 몸은 우리만의 것이라고 하기 어려울 정도로 인간의 유전자보다 100배나 더 많은 미생물이 우리 몸에 있습니다.[23] 장만 놓고 봐도 몸의 세포보다 10배나 많은 박테리아가 있습니다.[24]

---

[23] 지구가 멸망하지 않는 이상 세균은 결코 이 땅에서 몰아낼 수 없습니다. 지구의 주인이 인간이 아니라 세균이라 할 수 있을 정도입니다. 용암이 치솟는 화산 분화구, 뜨거운 온천, 얼어붙은 남극 대륙 등 지구 어느 곳에나 존재하는 세균은 지구상에서 가장 종류가 다양한 생물입니다. 400~600만가량의 종(種)이 있을 것으로 추산되고 있으며, 이 중 4,000여 종만 겨우 확인되었을 뿐입니다. 세균의 전체 생물량은 다른 모든 생물을 합친 양보다 커 지구 전체 생물량의 60%에 이릅니다.

[24] 1958년 노벨 생리의학상을 수상한 조슈아 레더버그는 "인간은 인간 자신의 세포뿐 아

인간이 건강한 삶을 누리기 위해서는 미생물과의 공존 외에는 선택의 여지가 없습니다. 그렇다면 어떤 유산균이 우리 몸에 도움이 될까요? 유산균을 먹는다는 것은 장에 미생물 군대를 투입한다는 의미일 겁니다.

유산균이라는 군대는 정규군이 아니라 특수부대에 해당됩니다. 그런데 장내 미생물군은 중간자균이 전체의 80%를 차지하고, 나머지 20%를 유해균과 유산균이 차지합니다. 여기에 유산균만 투입하면 미생물 생태계에 혼란이 일어나게 됩니다. 특수부대는 일시적인 목적을 달성한 후 즉시 퇴각하거나 적군에 몰살당하는 것이 보통입니다. 적진에 남아 진지를 구축하고 오랜 시간 동안 생존할 수 없습니다. 그런 것은 정규군이 하는 일입니다.

유산균을 부지런히 챙겨 먹었지만 원하는 결과를 얻지 못했던 것은 원천적으로 문제가 있기 때문이 아닐까요? 미생물이 장에서 생존하려면 두 가지 조건이 갖춰져야 합니다. 온전한 생태계가 구성되어 있어야 하고, 식물성이어야 합니다. 온전한 생태계가 구성되어야 한다는 말은, 유해균10%과 유익균10%, 중간자균80%이 서로 균형을 이루며 공존하고 있어야 한다는 의미입니다.

온전한 생태계를 갖추지 못했으며, 성분 자체가 동물성우유를 원료로 발효이라는 점으로 볼 때 프로바이오틱스는 장내에 안착할 수 없다고

니라, 몸속에서 함께 살고 있는 박테리아 유전체와 바이러스 유전체 전체를 포함하는 광범위한 유전체를 갖고 있는 슈퍼 유기체"라고 선언했습니다.

봅니다. 오히려 장내 미생물군에 혼란이 일어날 수 있습니다. 실제로 락토바실러스 불가리쿠스 유산균은 우유에서 배양한 동물성 세균으로 인간의 장에서는 생존하지 못합니다.

프로바이오틱스 요구르트를 매일 먹은 한 핀란드 여성74세이 사망하는 일이 있었습니다. 유전자 지문 검사로 사망원인이 쉽게 밝혀졌는데, 락토바실러스 유산균이 농양을 유발한 것이었습니다. 빈대학의 볼프강 그라닝거 교수는 "장을 조용히 내버려두라. 특수 세균 하나로 장내에 존재하는 모든 세균에 영향을 줄 수 있다는 것은 국민을 오도하는 것이다"라고 주장하고 있습니다.[25]

프로바이오틱스에 첨가되는 특수 세균들이 비만과 알레르기를 유발한다는 연구 결과도 있습니다. 의학자들은 프로바이오틱스가 알레르기를 막을 수 있을 것이라고 기대했다고 합니다. 그런데 알레르기를 더 악화시키는 것으로 나타나자 크게 실망했습니다.

메치니코프도 이 젖산균이 장을 살균하고, 노화와 죽음으로 안내하는 유독 미생물을 죽인다고 믿었지만, 최근 연구 결과 미생물 생태계에 혼란만 가중시키는 것으로 밝혀지고 있습니다. 이런 이유 때문인지 서구에서 프로바이오틱스의 인기는 시들어가는 추세입니다.

그렇다면 홍조에 도움이 되는 미생물은 없을까요? 답은 가까운 데 있습니다. 우리 밥상에 오르는 청국장과 된장이 주인공입니다. 콩을 자연 발효한 청국장에는 미생물 생태계가 온전히 조성되어 있습니다.

---

25) 한스 올리히 그림, 『위험한 식탁』, 이수영 역(서울: 율리시즈, 2013), pp.67-70.

물론 여기서도 몇 가지 전제 조건은 있습니다. GMO유전자조작 농산물이 아니어야 하고, 자연 발효 방식으로 만들어져야 한다는 겁니다.[26)

발효 방식도 중요한데, 재래식이어야만 미생물 생태계가 온전히 조성될 수 있습니다. 공장에서 대량으로 생산하는 청국장이나 된장은 종균으로 발효하는 방식이라 10~20여 종의 특정 미생물만 포함됩니다. 마트에서 판매되는 낫또나 요구르트가 일정한 맛과 향을 유지하는 것은 종균 발효 방식을 사용하기 때문입니다.

마트에서 판매되는 청국장이나 된장도 마찬가집니다. 미생물이 없다고 봐야 합니다. 미생물이 살아 있으면 유통되는 동안 발효가 진행돼 제품의 형태나 맛이 달라질 수 있습니다. 재래식으로 만든 제품조차도 마트나 백화점으로 납품될 때는 멸균 과정을 거친다고 합니다. 그러나 인터넷에서 잘 찾아보면 좋은 콩을 원료로 재래식으로 발효하는 곳들이 여전히 있습니다. 그런 곳에서 직접 구매해 먹으면 됩니다. 환으로 만든 것도 있어 먹기도 편합니다.

---

26) 요즘 워낙 저렴한 GMO 콩이 범람하고 있어 토종 콩을 사용하는 청국장이 매우 드문 것이 사실입니다. 시장에서 판매되는 콩나물, 두부, 콩기름이 왜 그렇게 저렴한지를 생각해봐야 합니다. 국내산 토종 콩으로 만든 것은 그것의 몇 배 가격입니다. 유전자조작 농산물은 지속적으로 섭취할 경우 암을 유발할 수 있다는 연구 결과도 있어 주의가 필요합니다.

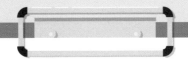

간단한 장 청소 방법

간단하게 할 수 있는 장 청소 방법은 마그밀(Magmil)을 이용하는 것입니다. 마그밀은 위에 자극을 주지 않아 장에 부드럽게 작용합니다. 수산화마그네슘을 정제시켜놓은 마그밀을 아침저녁으로 네 알씩 2~7일 정도 먹으면 됩니다. 수산화마그네슘은 몸속에 흡수되지 않고 흡착 작용을 통해 장 속의 이물질을 부풀려 밖으로 배출시키는 작용을 합니다. 다만 마그밀은 자주 사용하지 않는 것이 좋으며, 그 효과도 죽염을 이용하는 것에는 미치지 못합니다. 죽염수를 마시는 것만으로도 장 청소를 할 수 있는데, 간단하게 정리하면 다음과 같습니다.

① 전날에는 저녁 6시 정도에 가볍게 식사한다.
② 아침에 일어나 죽염이나 간수가 빠진 천일염 2스푼(22g)을 물 2리터에 타 30분 안에 마신다.
③ 배에 이상이 오면서 숙변이 배설된다.
④ 가벼운 죽으로 아침 식사를 한다.

마그밀이나 죽염수를 활용하는 방법보다 효율적인 것은 관장입니다. 관장은 항문으로 장내에 액체를 주입해 장을 세척해줌으로써 독소를 제거해 배변을 촉진하는 것입니다. 몇십 년 동안 쌓인 숙변을 한두 번의 청소로 제거하기는 불가능하므로 꾸준히 여러 번에 걸쳐 실시해야 효과를 볼 수 있습니다.
어려울 것이라고 미리 겁먹을 필요는 없습니다. 인터넷이나 유튜브에 손쉽게 따라 할 수 있는 자세한 자료가 있습니다. 관장은 죽염수를 이용하는 것이 좋습니다. 죽염수 대신 커피나 천일염 등을 이용해도 상관없지만 죽염수가 가장 효과가 좋은 것 같습니다.

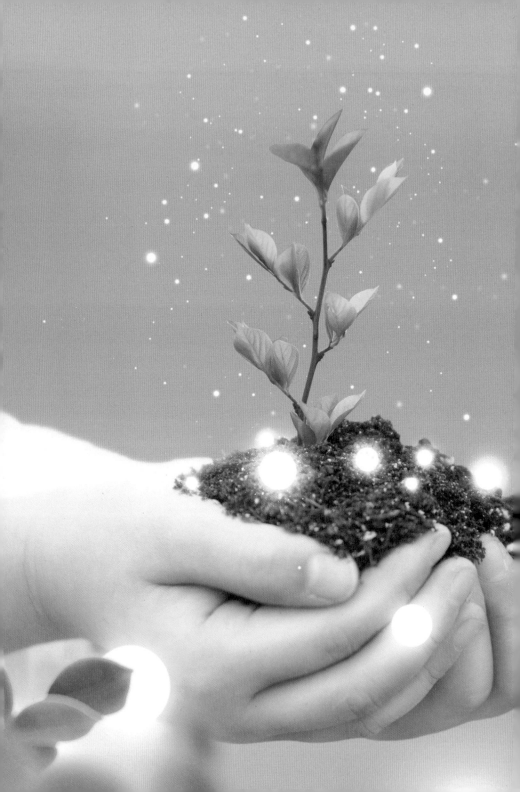

홍조의 터널에서 탈출한 영웅들

유튜브를 통해 클렌저가 홍조의 주범이며,
대안은 물 세안이라는 영상을 올린 적이 있습니다.
이후 수많은 분이 감사의 글을 보내왔습니다.
"이렇게 간단한 방법을 왜 몰랐을까", "왜 전문가들은 클렌저를 그렇게
강조하는가", "허탈할 정도로 단순한 방법이 이렇게 효과가 좋을 줄 몰랐다"는
반응이 대부분이었습니다.
그런데 홍조의 단계에서 염증이 깊은 수준까지 진행된 경우는
물 세안만으로는 회복되기가 쉽지 않습니다.
이 부록은 자미원의 도움으로 치유된 분들의 후기를 정리한 것입니다.

홍조에서 완전히 해방될 날을 꿈꾸며

김○○

55세 여성 부산

홍조로 오랜 기간 불편을 겪어왔는데, 갱년기가 되면서 더 심해진 것 같았습니다. 특히 실내외 온도 차로 인한 홍조가 심해 스트레스가 이만저만이 아니었습니다. 2018년 1월 홍조 전문 한의원에서 3개월간 치료를 받고 놀랄 만큼 좋아졌습니다.

그러다 스트레스가 심해지니 홍조가 다시 시작되었습니다. 특히 코 안에 열이 차올라 콧등까지 붉게 얼룩져 한의원에서 다시 치료를 받았습니다. 그러던 중 2월 말 우연히 김성호 박사님의 유튜브 홍조 영상을 보게 되었고, 피부장벽 손상으로 홍조가 생길 수 있다는 것을 알게 되었습니다. 그렇게 간단한 원리를 왜 여태 몰랐을까 싶었습니다.

화장을 이중세안으로 깨끗이 지우지 않으면 트러블이 생기는 줄 알고 그때까지 그렇게 열심히 닦아냈으니까요. 그날부터 클렌징 오일과 폼클린저를 버리고 아침에는 물 세안, 저녁에는 코코넛 오일로 화장을 지우고 베이비 비누로 세안 후 자미원 베이비겔을 사용했습니다.

신기하게도 며칠 만에 열감이 사라졌습니다. 아침에 일어나면 열감으로 붉었던 얼굴이 편안해졌습니다. 한 달이 지나고 나니 리바운드가 나타나, 콧등과 코 주변에는 붉은 실핏줄 뭉침이, 입 주변과 턱에는 좁쌀 뾰루지가 반복적으로 나타났습니다.

겁이 나 박사님께 상담하고 목과 귀 뒤 림프선에만 베이비겔을 발

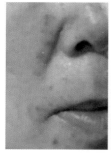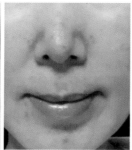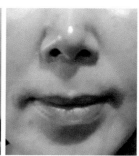

랐습니다. 그랬더니 홍조가 점차 개선되고 탄력도 생기는 것이 느껴졌습니다. 젊었을 때는 턱밑 트러블로 힘들었는데, 왜 그런지 알 수 없지만 지금은 그런 트러블이 없습니다. 앞으로도 꾸준히 자미원 제품을 쓰면 홍조에서 해방되겠지요? 피부가 얇아 볼에 비치는 실핏줄이나, 늘어진 실핏줄이 뭉쳐져 얼룩얼룩 띠처럼 보이는 잡티 같은 것도 처음보다 옅어졌는데, 앞으로도 차차 더 나아지겠지요?

겨울이면 실내외의 온도 차로 인한 홍조가 고통스러웠는데, 자미원 제품 사용 후 열감이 덜하고 붉은 기도 덜 올라오긴 합니다. 달아오른 열기가 전보다 더 빨리 가라앉는 변화도 있습니다. 욕심으로는 바로 아무렇지 않길 바랐는데 아직은 시간이 더 필요한 것 같습니다. 그리고 건조한 계절인데도 베이비겔만으로 당김이나 건조함을 전혀 못 느껴 자미원 제품에 매우 만족합니다.

병원에서 완치가 어렵다고 해 제일 고민이었던 코 주사도 자미원 제품을 사용하면서 점차 좋아졌습니다. 이 하나만으로도 저는 나름 성공한 것 같습니다.

정말 살맛 나게 해준 자미원!

권○○
54세 여성 경기 부천

50대 중반의 여성입니다. 어릴 때부터 홍조가 너무 심해 다른 사람들 앞에 나서는 것이 무섭고 두려웠습니다. 자신감이 없다 보니 조금만 창피하거나 부끄러우면 얼굴이 홍당무가 되어버렸습니다. 조금 더운 곳에 가면 또 얼굴이 홍당무가 되어버리고 …. 대인 관계에서 늘 뒷전에 머물며 살아야 했던 지난날이었습니다.

홍조를 없애기 위해 피부과도 다녀보고 레이저 시술까지 했습니다. 값비싼 화장품을 비롯해, 피부장벽을 복원해준다고 광고하는 화장품까지 다 써보았습니다. 물론 돈과 시간만 날리고 아무런 효과를 보지는 못했습니다.

피부과에 갖다 바친 돈도 정말 많습니다. 기미 치료하는 데도 1천만 원 넘게 쏟아부은 것 같습니다. 그러다 50대 중반이 되면서 모든 것을 내려놓았습니다. 이제 스스로에게 희망고문을 하는 것도 지쳤습니다. 그냥 화장품을 두껍게 바르는 것으로 만족하기로 마음먹었습니다. 그냥 그렇게 살았어요. ㅠㅠ

그런데 우연히 김성호 박사님이 강의하는 유튜브를 보다 홍조라는 두 글자가 눈에 확 들어왔습니다. 또 한번 속아볼까 하는 심정으로 리셋, 베이비겔, 베이비 비누를 사용하기 시작했습니다. 사진은 사용 후 3개월째 찍은 겁니다. 거울 보는 것조차 싫었기 때문에 자미원 제품

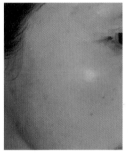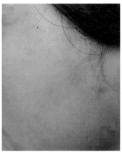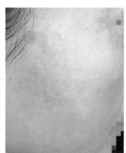

을 사용하기 전 참혹했던 때의 증거자료는 없습니다.

자미원 제품을 만난 지 3개월이 지나면서 홍조가 반 이상 줄어들었고, 화장하지 않은 민얼굴로 밖에 나갈 수 있을 만큼 자신감이 생기더라구요. 몇십만 원짜리 화장품도 만족스럽지 않았는데 …. 사람들 앞에서도 얼굴이 붉어지지 않고 당당하게 쳐다볼 수 있는 그 자신감은 경험해보지 않은 사람은 알 수 없을 겁니다.

진짜 지금은 너무 행복한 하루하루에요.

그리고 홍조만 해결된 게 아니에요. 나이가 들면서 기미가 온 얼굴을 덮었었는데, 그것도 점차 옅어지면서 얼굴빛이 환해지는 거예요. 7개월이 지난 지금 모습이 마지막 사진이에요. 워낙 문제가 많았던 피부라 저에게는 70% 이상 좋아졌다는 게 꿈만 같습니다. 피부 때문에 자신감도 없고 세상 살맛을 못 느끼는 분들에게 꼭 권해드리고 싶어요. 이런 행복과 만족감에 비하면 제품 가격이 결코 비싼 게 아니라는 생각이 들어요. 그만큼 투자할 가치가 충분히 있는 자미원이에요.

다른 분들의 치유 경험담이 굉장히 공감이 되더라구요

김○○
44세 여성 인천

40대 중반 여성이구요, 지루피부염과 홍조로 5~6년 동안 심한 고통을 겪었습니다. 몇 년 동안 프로토픽이란 약을 바르다 멈추다를 반복했습니다. 프리** 한의원에서 한약도 몇 달 먹어보았으나 효과는 없었습니다. 무엇이 원인인지 도무지 알 수가 없었습니다. 홍조는 좋아졌다 나빠졌다를 되풀이했습니다.

너무도 힘든 시간이었습니다. 정말 심각한 상황에 직면했을 때 자미원을 알게 되었습니다. 리바운드에 대한 설명도 듣고, 이겨내리라고 각오했지만 생각보다 훨씬 힘들더군요. 사진 중 심한 사진이 처음 리바운드 현상이 있을 때입니다. 얼굴은 이유 없이 수시로 붉어졌고, 좁쌀 같은 것이 오돌토돌 올라오기도 했습니다.

저는 자미원 제품의 효과를 빨리 본 사람은 아닙니다. 처음부터 리셋, 베이비겔, 베이비 비누로 9개월 이상을 지냈습니다. 아직도 좋아졌다 나빠지기를 반복하는 중이라 완치되었다고 말할 수는 없습니다. 하지만 최근 거의 한 달 동안은 홍조나 지루피부염 증상이 없어 굉장히 편안한 상태입니다.

자미원 제품이 도움이 된 건 분명 확실합니다. 나빠져도 처음 같진 않으니까요. 이렇게 글을 쓰는 이유는 다른 분들에게 도움이 되었으

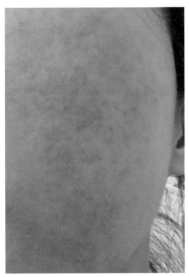 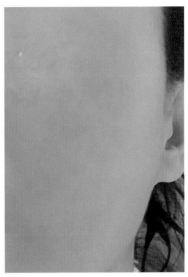

면 하는 마음 때문입니다. 지푸라기라도 잡고 싶었던 1년 전을 생각해보면 다른 분들의 치유 경험담이 굉장히 공감이 되더라구요. 지루피부염과 홍조로 고생하시는 분들께 자미원 제품과 감마리놀렌산을 조심스럽게 권해봅니다.

또 하나! 제 중학생 아들은 얼굴에 오돌토돌한 좁쌀들이 있었어요. 피부과에선 닭살처럼 그저 피부의 한 형태라며 약을 처방해주지 않았습니다. 그런데 자미원 베이비 비누와 베이비겔만으로 너무 좋아졌습니다. 이 또한 너무 감사드립니다. 지루피부염과 홍조로 고생하시는 모든 분의 완치를 진심으로 바랍니다.

세상 끝날 것 같은 절망감에서 해방되었어요

김○○

47세 여성 서울 관악구

47세 직장맘입니다. 어렸을 적부터 홍조는 꾸준히 달고 살았던 것 같습니다. 감정 홍조는 사회생활 하면서 더욱더 심해졌습니다. 그러다 지루성 피부염으로 진단받은 후 ○○대학병원 교수님께 얼마 전까지 진료를 받았습니다.

- 간헐적인 스테로이드 복용(약 1개월)
- 스테로이드 연고 사용(약 1주 소량)
- 항생제와 항히스타민제 복용(9개월)
- 항생제 연고 사용(약 4~5개월)
- 혈관 레이저 시술(6회)

이상이 제 진료기록입니다. 여섯 번째 혈관 레이저 시술을 받은 날로부터 며칠간은 정말 죽고 싶을 정도로 심한 열감과 홍조가 올라왔습니다. 눈 밑까지 올라와 마스크를 해도 가려지지 않았습니다.

얼굴은 퉁퉁 부어올랐고, 심지어 딱딱해지기까지 했습니다. 더욱 견딜 수 없었던 것은 건조함을 넘어선 극강의 따가움과 가려움이었습니다. 종잇장처럼 얇아진 피부에 할머니처럼 자글거리는 주름 ㅠㅠ. 사진상으로는 주름이 잘 보이지 않지만 약간의 표정만 지어도 못 봐

줄 정도로 심각한 수준이었어요. 정말 세상 끝날 것 같은 절망감이 들었습니다.

딱 봐도 레이저 부작용에 항생제 연고 오남용인데, 병원에서는 심해진 이유를 오히려 저한테 묻더군요.

그런데 병원에서 레이저 부작용임을 인정하고 빨리 조치를 해줬다면 아마도 전 그 병원을 계속 다녀야 했을 겁니다. 어쩌면 다행이라고 해야 할까요?

병원을 나와 집으로 돌아오는 길에 유튜브에서 김성호 박사님의 영상을 접했습니다. 지금 생각해보면 신이 제게 내려주신 황금 동아줄이었습니다. 자미원 홈페이지에 들어가 온종일 홍조와 관련된 후기를 독파했습니다.

그날로부터 17일이 흘렀습니다. 저는 딱히 리바운드랄 것이 없었습니다. 빠른 호전을 기대했기 때문에 저는 그냥 무조건 베이비겔을 많이 발랐습니다. 5일 만에 한 통, 그다음엔 6일 만에 한 통을 사용했습니다. 그렇게 17일 동안 베이비겔 세 통을 사용했습니다.

흡수가 채 되지 않을까 해서 살살 톡톡(내 피부에 미안한 만큼) 두드려줬는데 나중엔 그것도 팔이 아프더군요. 이제 네 통째 바르면서 리페어크림도 밤에 사용하려고 합니다.

비누는 여드름과 약간의 홍조가 있는 중학생 딸에게 선물했습니다. 세안은 물 세안만 최소한으로 10번 정도 가볍게 했구요, 안 씻은 날이 거의 반입니다. 박사님께서 노숙자를 예로 들어 말씀하신 것을 참고했습니다.

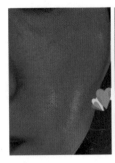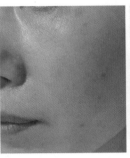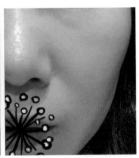

　리셋은 하루 세 번 꼬박꼬박 시간 맞춰 먹었습니다. 처음엔 물과 함께 먹었는데 상담원분께서 씹어먹어 보라고 권해주셔서 그 후로 과자처럼 먹는데 묘한 중독성이 있습니다.

　사용한 지 5주 정도 지났을 때 리바운드가 왔습니다. '나는 리바운드가 없는 건가' 하며 슬쩍 마음을 놓으려던 찰나였기 때문에 좀 당황스러웠습니다. 전에는 아무 말썽 없었던 눈두덩이에서 아이섀도우 한 것같이 빨갛게 올라오더니 미친 듯이 가렵고 따가웠습니다. 코도 부풀어 오르면서 가렵기 시작했죠. 양볼마저 부어오르고 찢어질 것처럼 예민한 상태가 되었습니다.

　처음엔 베이비겔을 발라도 소용이 없었는데 리페어크림에 바세린을 소량 섞어 바르고 잤더니 콧잔등 옆은 가라앉았습니다. 눈두덩이와 양볼의 홍조는 어떻게 해도 가라앉지 않고 1주 동안 속을 썩이다 베이비겔의 양을 줄여서 바르니 점점 나아졌어요.

　피부가 정말 예민해진 상태에선 아무리 좋은 걸 많이 발라도 소용이 없더라구요. 지금은 편안해졌고 이따금 입과 코 주변으로 몇 개씩 올라왔다 가라앉곤 합니다.

주름도 많이 좋아지고, 피부색이 전체적으로 밝아지고 균일해졌다고 해야 하나? 어제 친구를 만났는데 화장을 안 했다고 하니까 그제서야 "어? 안 한 거야?"라고 하더군요.

다른 어떤 말도 필요 없더라구요. 기분 최고였죠. 아직도 남아 있는 홍조와 모공, 블랙·화이트 헤드 등 갈 길이 멀지만 지금 이 현실이 감사할 뿐입니다.

홍조와 주사, 그 악몽에서 구해준 자미원

김○○
27세 여성 서울 성동구

5~6년 전부터 시작된 홍조. 겨울만 되면 나타났다 사라지는 홍조는 매년 3~4개월씩 나를 힘들게 했습니다. 동네 한의원에서 심장에 열이 가득하다길래 한약도 먹고 침도 맞았지만 효과를 보지 못했고, 호르몬 문제인가 싶어 찾아간 산부인과에도 해결책은 없었습니다.

그다음 찾아간 피부과에서는 접촉성 피부염이라며 스테로이드 연고와 항생제를 처방해주었습니다. 그러나 이곳에서도 별다른 해법을 찾지 못한 채 세월만 흘러가고 있었습니다.

2016년 12월 겨울. 평소 느꼈던 홍조의 차원을 훨씬 넘어선 열과의 전쟁이 시작됐습니다. 당시엔 이렇게 기나긴 악몽이 될 것이라고는 상상조차 하지 못했습니다.

이러다 얼굴이 녹아 없어지겠구나 싶은 공포를 느낄 만큼 그 열기는 상상을 초월했습니다. 차가운 칼바람 부는 기나긴 겨울밤에도 손수건으로 싼 아이스팩을 양볼에 대고 선풍기 앞에서 떠나지 못했습니다. 열이 얼굴로 올라와 눕지도 못한 채 악몽 같은 겨울밤을 보내야 했습니다.

이러다 아무도 모르게 죽을 수도 있겠다는 우울감은 내 삶의 모든 것을 송두리째 앗아갔습니다. 유명하다는 한의원들에서 받은 한약은 박스째 쌓여갔고, 더는 갈 곳이 없어 찾아간 곳이 대학병원입니다.

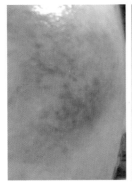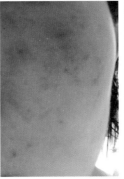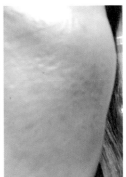

　하지만 대학병원에서 처방해주는 약과 연고도 전혀 희망을 주지 못했습니다. 심리치료를 받아봐야 할 것 같다는 병원 측의 말에 절망감은 더욱 심해졌습니다.

　어떻게 살아가야 할지 길을 잃고 헤매던 중 우연히 가입한 인터넷 카페 게시판에서 자미원이란 글자가 눈에 띄었습니다. 4월 27일 시작된 자미원 및 김성호 박사님과의 인연. 한 달 한약값 1/4 정도의 비용으로 직접 박사님과 카톡을 하며 치료를 할 수 있다는 사실, 그리고 리바운드를 잘 이겨내야 된다는 박사님의 말씀은 믿음을 갖게 해주었습니다. 사실 그 당시엔 썩은 동아줄이라도 잡고 싶은 절망적인 상황이었습니다.

　석 달만 견디면 희망이 보일 것이라는 박사님의 말씀을 되새기면서 디톡스를 시작한 일주일 후 첫 번째 리바운드를 접했습니다. 한층 더 뜨거워진 열기와 울퉁불퉁 솟아오른 염증은 3~4일 지속된 후 진정되었습니다. 그러나 일주일 뒤 리바운드는 다시 찾아왔고, 5월 27일 최강의 리바운드를 경험하며 그동안의 열기와 염증은 아무것도 아니었구나 싶었습니다.

처음 자미원 제품을 만났을 때의 염증지수가 10이었다면, 리바운드는 그때 고통의 두 배 이상이었습니다. 너무 심하게 일어나는 리바운드에 당황스러웠습니다. 박사님도 항생제 한 알 먹어보자며 뒤로 물러서는 듯한 모습을 보이셔서 혼란스러웠습니다.

그러나 그것이 너무 힘겨워하는 나를 배려한 '2보 전진을 위한 1보 후퇴'의 의미였음을 알고는 항생제를 먹지 않고 화이팅을 외쳤습니다. 나의 인내심에 상이라도 주듯 그날 밤부터 열이 점점 떨어지며 진정 모드로 전환하기 시작했습니다.

그 후 3주가 지나자 70% 정도 회복되었습니다. 내게도 이런 날이 왔다는 사실이 믿기지 않을 만큼 극적이었던 지난 50여 일을 뒤돌아보면서, 한 번도 뵙지는 못했지만 자신의 일처럼 함께 아파하고 용기를 주셨던 박사님께 말로 표현할 수 없는 깊은 감사의 마음을 전하고 싶습니다. 또 두서없는 나의 경험담이 절망적인 상황에 있는 누군가에게 희망의 빛이 될 수 있기를 간절히 바랍니다.

홍조가 있으면 모공이 넓어진다는 것은 거짓말

김항덕

26세 남성 충남 천안

저는 모공 콤플렉스를 달고 살아왔습니다. 2018년 9월 처음 모공 레이저 시술을 4회 받았습니다. 3회까지는 아무 문제 없다 4회째 시술을 받고 난 일주일 뒤부터 난생처음 홍조를 경험하게 되었습니다.

그 전엔 모공으로만 마음고생을 했는제 이제 홍조까지 생기니 정말 죽을 맛이었어요. 홍조 그 자체 때문이라기보다, 병원 원장선생님의 말이 너~무 무섭게 다가왔습니다.

"홍조가 있으면 모공이 넓어집니다."

레이저 시술을 4회 받은 후 아주 사소한 일에도 붉어지는 감정 홍조, 추운 곳에 있다 따뜻한 곳에 들어갔을 때 생기는 온도 홍조, 저녁이 되면 반드시 무조건 찾아오는 이유를 알 수 없던 저녁 홍조. 그때마다 너무 암담하고 슬프고 우울했어요.

말하기 창피하지만 많이 울기도 했습니다. 4~5개월 동안 홍조 때문에 정신병까지 걸릴 지경이었어요. '홍조 치료를 해, 말어?' 이 문제 때문에요. 집안 사정이 좋지 않아 고민을 많이 했는데 사정이 안 좋았던 게 오히려 득이 되었어요. 돈이 넉넉했으면 별 생각 없이 레이저 시술을 받았을 것 같아요. 병원에서 세 번이나 상담을 받았었거든

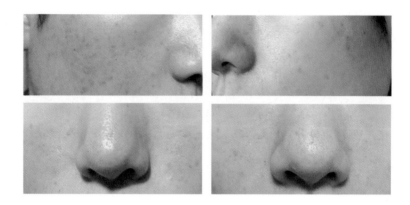

요. 홍조 레이저 시술을 받기 직전까지 갔었습니다. 지금 생각하면 아찔합니다.

만약 그때 제가 시술받았으면 지금까지도 거기에 코 꿰어 사람답게 못 살고 있었을 것 같네요. 아버지가 하셨던 말씀이 지금도 귀에 쟁쟁합니다.

"그런 데 가면 코 꿰인다."

진짜 아찔합니다.

제가 물 세안을 하면서 자미원 제품을 사용하기 시작한 것이 3월 초입니다. 제품을 사용한 지 2주 정도 되었을 때, 뭔가 좀 괜찮아지는 것 같은 느낌이 들었습니다.

한 달 정도 되었을 땐 꽤 많이 좋아진 것을 느꼈습니다. 하지만 감정 홍조는 여전히 남아 있었고, 운동 후 붉어짐도 지속되더군요. 다만 홍조 피부가 원상 복귀되는 시간이 현저히 줄어든 것은 확실했습니다. 자잘한 홍조 증상들은 모두 사라진 것 같고요.

여드름도 거의 생기지 않았고, 저녁마다 찾아오던 끔찍한 홍조의 열감은 완전히 사라졌어요. 또 웬만한 운동에는 붉어지지 않고 격렬한 운동 후에만 살짝 붉어지는 정도입니다. 세안 후에 조금도 붉어지지 않는 걸 보면 모공 레이저 시술 받기 전보다 좋아진 듯하기도 해요. 체감상 90% 정도는 회복되었다고 생각합니다. 지옥에서 빠져나오게 해주신 자미원과 자미원을 소개해준 분에게도 감사드립니다.

홍조로 인한 우울증에서 해방되었습니다

김후수

46세 남성 부산 강서구

40대 중반의 남성입니다. 홍조가 시작된 건 2019년 5월이었습니다. 맨 처음 찾은 곳은 내과였습니다. 내과 선생님은 "스트레스가 많아 위에 있는 열이 얼굴로 올라온 것"이라고 설명하면서 비타민 요법으로 링거를 맞고 내과 약을 복용하게 했습니다.

하지만 링거를 맞고 약을 복용하는 데도 효과가 없었습니다. 다음엔 부산에서 제일 유명한 피부과를 찾았습니다. 병원에서는 원인은 알 수 없다면서 먹는 약과 미르바소 연고를 처방해주었습니다. 역시 효과는 볼 수 없었습니다.

홍조를 겪어보지 않은 사람은 그 고통을 결코 알 수 없습니다. 이유 없이 올라오는 열로 가슴이 두근거리고 대인기피증에 심지어 우울증까지 생길 지경이었습니다.

신문기사를 검색하던 중 항우울제가 홍조에 효과가 있다고 해서 난생처음 정신건강의학과도 내원해 약을 처방받아 복용했습니다. 이 역시 효과는 없었습니다.

홍조는 나아질 기미가 전혀 보이지 않았습니다. 주위에서 권유해 해독주스도 먹어보고, 미역 환과 뽕잎 환도 복용했습니다. 그러나 얼굴에 열이 오르면 업무를 볼 수 없어 휴게실에서 심호흡을 자주 하던 상황은 계속되었습니다.

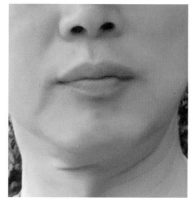 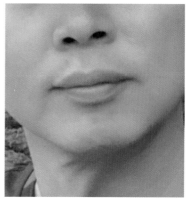

영원히 낫지 않을 것 같은 불안감이 엄습했습니다. 땀을 흠뻑 내보라고 해 반신욕도 해보고, 헬스장에서 자전거도 타보았지만, 그때뿐이었습니다. 자고 일어나면 붉은 열이 얼굴을 덮고 있었습니다.

답답한 마음에 피부에 좋은 물이 있다는 사찰을 찾아가기도 했습니다. 모두 부질없는 짓이었습니다.

자미원은 유튜브를 통해 알게 되었습니다. 김성호 박사님의 설명을 듣고 지푸라기라도 잡는 심정으로 자미원 제품을 사용해보기로 했습니다.

베이비겔과 베이비 비누를 권유받았습니다. 리바운드가 우려된다고 말씀드리니, 림프를 활용하는 방법이라며 귀 뒤와 목 쪽을 우선 발라보라고 해서 그대로 했습니다.

하루 발라보니 리바운드가 없길래 그다음 날부터 얼굴에 바르고 잤습니다. 조금씩 호전되기 시작했고, 매일매일 올라오던 열이 사라지고 얼굴 피부장벽이 두터워지고 있다는 느낌을 받았습니다.

베이비 비누로 머리를 감고 목욕하고 난 다음에 베이비겔을 수시로 발랐습니다. 그동안 그렇게 고생하고 우울증까지 걸릴 뻔했는데 베이비겔을 사용한 지 한 달 만에 홍조가 잡히니 허무감이 밀려왔습니다.

그동안 각종 병원을 찾아다녔던 일과 수많은 영양보조제를 섭취했던 경험, 거창에 있는 절에 가서 고생했던 일들이 주마등처럼 지나갔습니다.

신기한 것은 팔에 검버섯 같은 색소 침착이 있었는데 얼굴에 베이비겔을 바를 때 팔에도 같이 발랐더니 서서히 옅어지더군요. 자미원 제품의 가격이 싸진 않지만 저는 충분히 그럴 만한 가치가 있다고 생각합니다. 양이 넉넉해 오래 쓸 수도 있네요. 아무튼 자미원 제품 덕분에 지금은 우울증도 해결되어 약도 끊고 정상적인 사회생활을 하고 있습니다. 정말 감사드립니다.

홍조로 인한 10년간의 고통에서 벗어났습니다

김훈
28세 남성 경기 안양

저는 어렸을 때부터 아토피가 있었습니다. 심하지는 않고 약하게 있었는데 17세 무렵 몸에만 있던 아토피가 얼굴로 올라와 힘들었습니다. 그래서 당시 약국에서 불법적으로 팔던 스테로이드를 구입해 바르기 시작했습니다. 약을 권한 아버지도 좋은 약인 줄로만 알았던 것입니다. 바르는 순간 즉각적으로 효과가 나타났으니까요. 이것이 10년간 겪게 된 고생의 시작점이었습니다.

스테로이드에 대해 더 알아봤어야 했는데 그 장점 하나만을 생각한 채 엄청난 부작용은 생각지도 못했죠. 물론 제 탓도 있습니다. 피부과 의사의 처방 없이 무작정 발랐던 것은 제 잘못입니다. 하지만 사춘기 소년이 뭘 알았겠습니까? 의사의 처방이 없는데도 그런 약을 팔면서 최소한의 경고도 하지 않았던 약사가 더 큰 문제였던 것이죠. 지금이라면 애시당초 바르지 않았을 테지만, 이미 지난 일이 되어버렸습니다.

스테로이드는 처음 바를 때는 효과가 좋았는데, 시간이 갈수록 효과는 없고 단점만 생겨났습니다.

열감이 생기고, 피부가 빨갛게 되고, 각질이 생기고, 땀이 잘 나지 않는 증상이 생겨나더군요. 16세 중학교 졸업식 날까지 피부가 깨끗했던 남자가 20세 고등학교 졸업식 날에는 홍조가 심한 남자로 바뀌

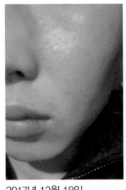 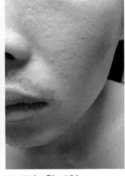 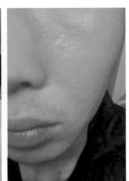

2017년 12월 18일   2018년 1월 16일   2018년 1월 25일

어 있었습니다.

　대학교에 들어가고 나서 피부가 얼마나 중요하며, 제 피부가 얼마나 안 좋은지 느끼게 되었습니다. 시간이 갈수록 자신감이 없어지면서 말수도 적어지고 내성적으로 변해갔습니다. 이 피부 문제 때문에 대학 시절을 게임으로 다 보내고 말았습니다.

　그때부터 잡다한 지식을 알게 되었습니다. 문제의 원인이 각질이라고 착각해 피부과에 가서 각질을 제거하기도 했습니다. 스테로이드로 인해 피부가 얇아지고 극심한 고통에 시달리고 있을 때 각질 제거 시술을 받아 그 고통은 훨씬 더 심해졌습니다. 각질 제거는 절대 하면 안 됩니다.

　그 후 피부과에서 약도 처방받아 먹고, 좋은 화장품을 발라봐도 나아질 기미가 없었습니다. 그러다 군대에 갔습니다. 군대에서 땀을 흘리면 잠시 피부가 밝아지기도 했지만 사실 큰 변화는 없었습니다.

　그때 별명이 '빨갱이'였습니다. 얼굴이 빨갛다고 그렇게 불린 겁니다. 말년 휴가를 나와 한의원에서 한약 처방을 받았습니다.

한의원에서 하는 말은 뻔했습니다.

"몸 내부에 열이 많아 그렇다. 열을 없애야 한다."

처방받은 한약을 먹어봐도 효과는 없었고, 결국 시간과 돈만 날리고 복학을 했습니다.

아웃사이더로 학교를 다니고 방 안에 틀어박혀 지냈죠. 2014년부터 매달 받는 용돈에 생활비 대출 300만 원, 고깃집과 피시방 알바로 번 돈까지 수천만 원을 피부에 쏟아부었습니다. 유명하다고 소문난 한의원, 피부과 레이저 시술, SNS에서 소문난 화장품 등 그 어느 것도 효과는 없었죠.

자미원은 유튜브에서 알게 되었습니다. 솔직히 제품을 사용하기 전에는 아예 기대를 하지 않았습니다. 무수한 한의원과 병원, 소문난 화장품들을 섭렵했지만 효과가 없었으니까요. 12월경 박사님께 상담을 받고 처음에는 올인원겔을 주문해 7일 동안 발랐는데 효과가 없더군요. '역시 똑같네'라고 생각했죠. 겨우 7일 만에 극적인 효과를 바란 제가 어리석었지만 항상 무언가를 새롭게 시작하기 전에는 기대하게 되더라구요. 한시라도 빨리 고통이 끝나길 바라니까요.

한 달이 지난 지금 그 전보다 피부색이 더 맑아졌고 붉은 기도 줄어들었어요. 물론 엄청나게 좋아진 것은 아니지만 확실히 좋아졌어요. 자미원 제품을 사용하면서 허탈함이 밀려왔습니다. 그동안 수천만 원을 들여 그렇게 노력해도 변화가 없더니, 겨우 한 달 동안 제품 두 개 올인원겔, 리셋를 바르고 먹은 게 더 효과가 있었으니까요.

자미원 홍조 세트 3개월 이용 후기입니다

도○○
26세 여성 경남 거제

저는 어렸을 때부터 피부가 좋다는 소리를 자주 듣곤 했습니다. 그런데 언젠가부터 덥거나 춥거나 부끄러울 때 순식간에 얼굴이 빨개지기 시작했습니다. 정말 스트레스 많이 받았습니다.

단순히 피부가 하얗고 얇아서 빨개진다고 생각했어요. 그나마 학생이었을 때는 온종일 얼굴이 붉은 상태는 아니었어요. 젊어서 그런지 얼굴이 빨개지더라도 금방 회복되었습니다. 붉어지기만 할 뿐 건조하거나 따갑다는 것도 느끼지 못했습니다.

스무 살까지만 해도 괜찮았던 피부는 점점 나빠져만 갔어요. 모공이 커지면서 트러블도 종종 있었고, 무엇보다도 붉은 상태가 오랫동안 지속되었습니다. 사회생활 하면서 받은 스트레스와 건강하지 못한 식습관, 거기다 운동 부족 등이 복합적으로 작용한 것이 아닌가 합니다.

평소 피부를 중요하게 여겼던 저는, 화장을 하는 순간 피부에 독소가 쌓일 것 같아 기초화장이나 색조 화장은 아예 하지 않았고, 톤업 기능이 있는 선크림만 사용해왔습니다.

회사에서 당황하거나 화가 날 때마다 얼굴이 계속 빨개졌는데 화장을 하면 더 심해질 것 같아 어떻게 하지를 못하겠더라구요. 얼굴이 빨개질 때마다 심장이 떨리고 거울 속 제 얼굴 보기가 두려웠어요. 거기다 직장 동료들이 "얼굴이 왜 이렇게 빨개요? 괜찮아요?"라고 말하면

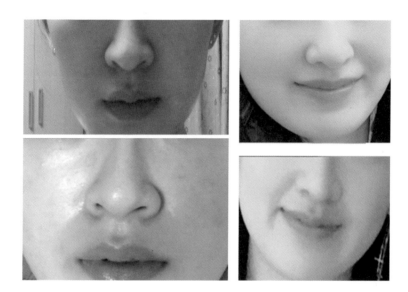

너무 싫었습니다.

얼굴 빨개지는 것이 너무 두려워 술은 아예 마시지 않았고, 세안을 할 때도 조마조마하면서 살살 했습니다. 음식도 자극적인 것은 피하고, 잠도 일찍 자보고, 별의별 방법을 다 시도해봐도 소용이 없더라구요. 겪어보신 분들은 아시겠지만 홍조는 정말 사람을 죽음으로 몰아가는 병인 것 같아요.

온종일 홍조가 더 심해지지 않을까 하는 불안감에 떨고, 사람들 마주치기 싫어서 대인기피증에 사회 불안증, 우울증까지, 정말 그 당시엔 죽고 싶단 생각도 자주 들었습니다.

어쩌면 당뇨, 고혈압, 뇌질환, 심장질환 같은 큰 병보다 더 사람 피말리게 하는 병인 것 같아요. 이런 병들은 약이라도 있지만 홍조는 제가 수없이 알아본 결과, 치료가 안 되는 질병이라고 하더라구요. 정말 원인도 모르겠고 죽을 맛이었습니다.

2018년 9월 어느 날 얼굴이 뜨거워지고 숨이 턱턱 막힐 정도로 열이 올라 잠을 못 잘 지경이 되었습니다. 겨우 뒤척이면서 얕은 잠을 자고 일어나니 얼굴이 역대급으로 붉게 변했습니다. 눈알을 제외한 얼굴 전체가 붉었고, 그 상태로 거울을 보니 좌절감밖에 안 들었습니다. 혼자 거울 보면서 엉엉 울었어요.

유튜브에서 홍조 치료 방법을 검색해보다 김성호 박사님의 자미원 영상을 보게 되었습니다. 홍조가 호르몬, 열 순환, 유전 등이 아닌 계면활성제 때문에 생기는 것이라는 설명을 듣고 적잖은 충격을 받았습니다.

그동안 사용했던 수많은 스크럽제, 필링제, 세안제가 나를 죽음으로 몰아가고 있었으며, 그것들이 내 삶의 질을 이렇게도 떨어뜨려 놓았다니 …. 한편으로는 계면활성제를 사용하지 않으면 나을 수 있겠다는 희망이 생겨 얼마나 행복했는지 몰라요.

그날 바로 자미원 홍조 세트를 주문했답니다. 특히 리셋은 피부뿐 아니라 몸속 독소를 제거해주니 건강에도 더할 나위 없이 좋을 것 같았습니다. 제품을 받아보니 베이비겔은 정말 물 같아서 제가 박사님 동영상을 보지 않고 구매했다면, '물이 왜 이렇게 비싸지?'라는 생각이 들었을 겁니다.

셀레늄이나 마그네슘 등 각종 미네랄로 되어 있고 그 성분들이 제 피부를 좋게 만들어줄 것이라는 확신이 생겨서인지 베이비겔이 그렇게 사랑스럽게 보이더라구요! 처음 한 달간 사용해보니 피부가 점점 더 환해지고 트러블이 완화되었습니다. 피부가 치유되고 있다는 생각이 들었고, 물 같은 제형인데 생각보다 너무 촉촉해 놀랐습니다.

베이비겔이 피부를 젊고 환하게 해주었다면, 제 홍조를 고쳐준 건 베이비 비누였던 것 같습니다. 박사님 말씀대로 계면활성제가 들어간 세안제를 사용하지 않고, 매일 아침에는 물 세안, 저녁에는 베이비 비누로 세안했습니다. 그렇게 한 지 3~4일부터 피부가 따갑지가 않았습니다. 볼에 살짝 손을 얹어봐도 열감이 거의 없고, 붉은 기도 많이 줄어들었습니다.

이제라도 알게 된 것이 정말 다행스러우면서도 왜 이제야 알았을까라는 아쉬운 생각이 들었습니다. 이런 좋은 제품을 만들고 판매해주시는 박사님께 정말 감사했습니다!

덕분에 제 삶이 정말 행복해졌어요!

홍조는 물론 블랙헤드에도 효과가 있네요

박민수

30세 남성 서울 서초구

저는 남들이 흔히 말하는 딸기코로 고생했습니다. 젊은 나이에 딸기코라니 …. 상상도 하지 못했던 일이 저에게 일어난 것입니다. 처음에는 원인도 몰랐지만 자미원 김성호 박사님의 설명을 들어보니, 과도한 세정과 각질 제거가 원인이었다는 생각이 듭니다.

얼굴 홍조도 문제지만 코 부위가 심하게 붉어져 이만저만 고민이 아니었습니다. 코가 붉다 보니 블랙헤드도 더 눈에 띄고, 사람들이 제 코만 보는 것 같았습니다.

자미원을 이용한 지는 10개월 정도 됐습니다. 처음에 베이비겔을 3~4개월 사용하니 홍조가 조금 줄어드는 것이 느껴졌습니다. 박사님은 완치될 때까지 베이비겔을 계속 사용하라고 했습니다. 그런데 빨리 치료하고 싶은 욕심에 제가 마음대로 올인원겔로 바꿨습니다.

올인원겔과 리페어크림을 3~4개월 사용했더니 효과는 좀 더 좋았습니다. 그렇지만 두 제품을 사용하면서 붉은 기가 다시 올라오곤 했습니다. 박사님 말씀으로는 리바운드라고 했습니다. 얼굴에 독소가 남아 있는 경우 그것이 빠지는 과정에서 증상이 더 심해지는 현상이라는 것입니다.

그래서 중간에 리페어크림 사용은 중단하고 올인원겔만 사용했는데 여전히 붉은 기가 올라오곤 하더라구요. 치료가 조금 늦어지더라

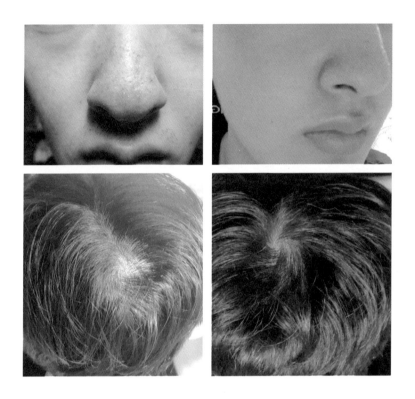

도 리바운드가 없었던 베이비겔을 다시 사용하기 시작했습니다.

그랬더니 확실히 붉은 기가 안 올라왔습니다. 피부색이 환하게 밝아져 블랙헤드도 눈에 덜 띄고 좋았습니다. 그러다 제가 복합성 피부라 베이비겔 하나로는 부족할 것 같아, 타사 스킨이나 수분크림 등을 같이 바르곤 했습니다. 그렇지만 이 과정에서 피부 상태가 더욱 악화되었을 뿐, 효과는 보지 못했습니다. 요즘에는 베이비겔 딱 하나만 바르고 있습니다. 자기 전에 화장솜에 베이비겔을 묻혀 코에 올려놓으면 피부진정 효과도 있고 코에 잔뜩 있는 블랙헤드에도 좋더라구요.

탈모에도 효과가 있다는 것을 말씀드리고 싶어요. 자미원 헤어비누를 사용한 후에 정수리 부분의 숱이 빼곡해진 듯합니다. 정수리가 비어 보인다는 말을 자주 들어 탈모에 좋다는 샴푸는 안 써본 게 없을 정도고, 두피 스케일링이나 헤어 토닉 등도 다 해봤지만, 효과는 없었습니다.

자미원 헤어비누를 쓴 지 한 달 정도 됐는데 벌써 정수리가 채워진 느낌입니다. 생각보다 거품도 풍성하게 잘 나고, 머리를 감은 뒤에 머리카락이 뻣뻣하긴 한데, 말리고 나면 부드러워집니다. 그리고 손질할 때 머리카락이 빠지는 걸 본 적이 없습니다. 이렇게 사용이 간단하면서 저렴하고, 효과도 있는 제품이 있다는 것이 신기하네요.

피부과 도움 없이도 홍조가 치유되네요

박소연
25세 여성 경북 구미

저는 유튜브에서 우연히 영상을 본 후 자미원 제품을 사용하게 되었습니다. 처음에는 잡티 고민이 많던 엄마를 위해 구입했는데, 홈페이지에 올라온 후기를 보니 홍조와 여드름에도 효과가 있다고 해 저도 사용하게 되었어요.

당시 볼과 턱에 홍조가 있고 코 주변에 모낭염이 있어 피부과에서 약을 먹고 염증주사를 맞고 있었어요. 그렇지만 일시적인 효과만 있고, 컨디션이 안 좋으면 모낭염이 재발되곤 했어요.

처음엔 물 세안 후 올인원겔을 발랐습니다. 3주 차부터 갑자기 얼굴이 뒤집어지고, 염증이 온 얼굴에 퍼졌습니다. 입술도 퉁퉁 붓고 피부가 찢어져 입도 제대로 못 벌리고 마스크 없이는 외출도 할 수 없었어요.

당황스러워 문의하니 스테로이드로 인해 리바운드가 온 것이라더군요. 저는 연고를 사용한 적이 없기에 스테로이드 리바운드는 상상도 못 했습니다. 생각해보니 피부과에서 맞았던 염증주사가 스테로이드였어요. 정말 심할 때는 얼굴 전체에 진물이 흐른 적도 있어요. 거울 볼 때마다 너무 끔찍한 모습이라 엄청 스트레스 받았습니다.

왼쪽 눈에도 염증이 오르락내리락했는데 다래끼 때문에 발랐던 안연고에도 스테로이드가 들어 있었던 것입니다. 스테로이드 독소가 피

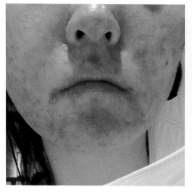 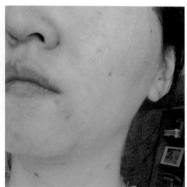

부 아래 머물러 있다 발생하는 현상이라고 설명해주셔서 조금 더 참고 버텨보기로 했습니다. 그냥 시간이 빨리 지나가기만을 기다렸어요.

어떤 의료기관의 도움 없이 올인원겔만 바르고 물 세안만 했습니다. 5개월 정도 지나자 피부가 정말 좋아졌어요. 홍조도 80% 정도 사라지고, 모낭염도 거의 없어졌어요. 피부결은 예전에 각질 제거할 때보다 더 매끈합니다. 그리고 전에는 세안 후에 바로 보습제를 발라야 할 정도로 건조했는데 지금은 전혀 당기지 않아요.

피부가 맑아지고 안색이 밝아졌습니다. 저희 엄마도 안색이 밝아져 보는 사람마다 무슨 시술 받았냐고 묻는다고 하십니다. 5개월 만에 이런 결과를 얻게 될 거라곤 생각지도 못했어요.

혹시 지금 자미원 제품 사용 중 민감한 피부로 고생하고 계시는 분들이 있다면 조금 더 참고 견뎌보시라는 말을 하고 싶습니다. 피부 본연의 힘을 키우는 시간이라고 생각하시면 될 거 같아요.

얼굴이 붉어지지 않으니 웃을 일이 많아집니다

박한선
30세 여성 대전 유성구

저는 피부에 대한 올바른 지식이 없는 것이 얼마나 위험한지 절감한 사람입니다. 아무것도 모르면서 노폐물을 제거한다고 클렌징을 열심히 했고, 각질을 제거한다고 흑설탕으로 문질러댔네요. 얼굴은 점점 붉어졌고 그걸 가리기 위해 비비크림을 퍼 발랐습니다.

어느새 피부는 비비크림조차 못 바를 정도로 엉망이 되어버렸습니다. 손만 닿아도 가렵고 따가웠습니다. 그렇지만 제 피부관리법에 문제가 있다고는 생각하지 못했습니다.

고2 때부터 화장은 꿈도 못 꾸었고, 심해지면 한의원을 찾았습니다. 그런데 한의원에서 시술받은 후 피부에서 노란 진물이 흘렀고, 노란 딱지가 양쪽 볼 전체를 뒤덮었습니다.

대인기피증까지 걸릴 정도였습니다. 한의원에 실망한 저는 피부과를 찾았습니다. 피부과에서는 스테로이드 연고와 복용약을 처방해주었습니다. 주사도 맞았고요. 증상은 순식간에 사라졌고, 저는 다 나은 줄로만 알았습니다.

그런데 1년쯤 지나자 얼굴이 가렵기 시작했습니다. 다시 피부과를 찾아 스테로이드를 복용하고 연고를 두 달 정도 발랐습니다. 큰 증상은 없어졌지만 지루성 피부염 증상은 남아 있었습니다. 한의원을 다시 찾았습니다. 그 한의원에서는 다행히 부작용이 없었습니다.

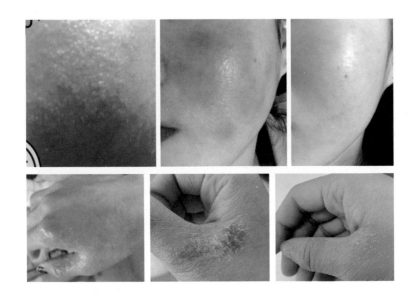

그러던 중 유튜브를 통해 자미원을 알게 되었습니다. 그날 바로 전화를 드렸습니다. 처음에는 목 부분부터 베이비겔을 바르면서 리셋 Q2를 먹었고, 리바운드가 많이 가라앉은 후에는 베이비겔을 얼굴에 바르기 시작했습니다.

베이비겔 하나만 발라도 건조하지 않고 촉촉함이 유지됩니다. 베이비겔을 사용하기 전에는 피부 부작용 때문에 피부 껍질이 딱딱하고 부은 느낌이 들었는데, 한 달 사용하자 점점 피부가 부드러워지고 붉은 기도 조금 완화되었습니다.

조금씩 리바운드 현상은 있었지만, 3개월 차부터 점차 줄어들면서 평소 붉었던 얼굴도 조금씩 색이 연해졌습니다. 볼 부분은 여전히 오돌토돌했지만 홍조는 많이 좋아졌습니다.

　1개월이 더 지나자 오돌토돌한 것도 많이 없어졌습니다. 이제는 색조 화장을 해도 화상 입은 것처럼 붉어지는 일은 없습니다. 얼굴이 붉어지지 않으니 웃을 일이 많아집니다.

피부도 살리고 이미지도 지키는 선순환을 찾았습니다

설동현
26세 남성 광주 북구

사춘기 시절부터 쭉 여드름이 있었으며 거의 포기 상태에 있었습니다. 작년 이맘때쯤에는 '나는 어차피 여드름 피부구나 … 선천적인 것은 노력해도 안 돼'라고 합리화하며, 여드름 때문에 스트레스나 받지 말자고 체념하는 지경에 이르렀습니다.

그래서 평소 구입해놓았던 수많은 화장품(스킨, 로션, 크림, 오일)과 클렌징 제품을 모두 버렸습니다. 물로만 가볍게 세안하고 스킨·로션을 일체 바르지 않았습니다.

그러자 놀라운 일이 일어났습니다. 항상 불그스레했던 볼이 살색을 띠고, 지루성 피부로 빨갛던 부분이 조금씩 아기 때의 피부 색으로 돌아왔습니다. 고작 3개월 만에 이런 놀라운 일이 생기다니 ….

26년 동안 써왔던 수많은 화학 약품에 비하면 너무나 짧은 기간에 빨리 호전된 것이죠. 너무나 신기해 인터넷 서칭을 하던 중 자미원을 알게 되었고, 제 방법이 맞았다는 것을 확신할 수 있었습니다. 지금까지 광고에 속아 적지 않는 돈을 허비한 것이 너무나 억울했지만, 과학의 발전이 꼭 인간에게 이롭지만은 않을 수 있다는 생각도 다시 해보게 되었습니다.

하지만 사회생활을 하는 입장에서 물로만 세수하고 머리를 감는다

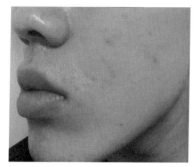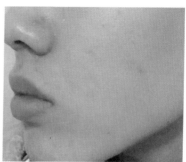

는 것은 여러모로 불편한 일이었습니다. 머리에 생긴 유분으로 지저분해 보이는 경우도 있었고, 아직 물 세안에 적응하지 못한 피부에서는 하얀 좁쌀 같은 것이 나왔으며, 각질로 인해 간단한 화장조차 할 수 없다는 게 좋지 않았습니다.

그런데 자미원 제품이 이런 문제를 해결해주었습니다. 베이비 비누와 베이비겔을 사용하면서 피부도 살리고 이미지도 지키는 선순환을 찾았습니다. 물 세안을 시작한 것에 대해 확신을 준 것도 고맙고, 사회생활에 지장 없도록 피부 관리에 도움을 준 것도 고맙습니다. 남들은 5만 원짜리 화장품이라면 기겁을 하겠지만, 26년 동안 피부 때문에 안 해본 것이 없는 사람으로서는 베이비겔이 단종되지 않는 게 너무나 감사한 일입니다.

자미원 헤어비누도 사용해보았는데 저희 가족 모두가 극찬했습니다. 부모님은 머리카락이 새로 난다고 좋아하시고, 탈모가 진행 중인 형은 머리카락뿐 아니라 두피의 건강도 되찾고 있습니다.

홍조와 트러블이 좋아지고, 코 모공도 작아지고 있습니다

손영준
25세 남성 대구 동구

몇 년 전 갑자기 생긴 피부 트러블과 안면홍조로 대인기피증이 생겼습니다. 특히 얼굴이 드러나는 낮에 사람을 만나는 일이 많이 줄었습니다.

하지만 죽으라는 법은 없나 봅니다. 피부에 관해 검색하고 찾아보는 과정에서 많은 지식을 습득하게 되었습니다. 스테로이드의 위험도 알았기 때문에 피부과 진료는 받되 스테로이드와 약은 처방받지 않았습니다.

나중에 알았지만 스테로이드와 피부약을 사용하지 않으면 리바운

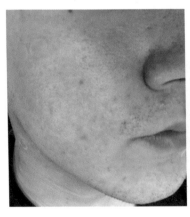 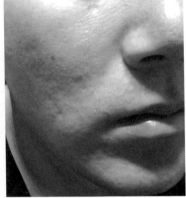

드 없이 치유될 수 있다고 합니다. 이미 드셨다면 어느 정도 리바운드를 감안하고 꾸준히 관리하셔야 합니다.

자미원을 알게 된 지 이제 한 달째인데, 홍조와 트러블이 조금 나아진 것 같습니다. 피부의 모공도 작아지고 있습니다. 특히 코의 모공이 줄어들고 있어 기쁩니다.

꾸준히 관리한다면 완치도 머지않을 것이라 믿습니다. 저와 비슷한 증상으로 고민하시는 분들이 있다면, 너무 고민만 하지 마시고 일단 저처럼 자미원 제품을 한번 사용해보실 것을 권해드립니다.

코 모공이 줄어들고 있어요

신인숙
62세 여성 광주 서구

사춘기 시절, 코에 박힌 피지 짜는 놀이를 했던 기억이 나네요. 재미 삼아 했던 일이 어떤 결과를 가져올지 그때는 미처 몰랐죠. 지금 생각하면 참으로 한심하고 어이가 없습니다.

피지를 짜낼수록 코 부분의 모공이 점점 더 커지고 홍조 피부가 되어버려 평생 마음고생을 많이 했습니다. 차라리 양볼에도 같이 홍조가 있으면 덜하겠는데 코만 유독 붉으니, 더욱 스트레스였습니다. 화장할 때마다 거울만 보면 한숨이 절로 쉬어지곤 했어요.

끊임없이 질척거리는 기름기 때문에 화장도 유지되지 않았어요. 넘치는 피지로 화장이 지워졌고, 붉은 기를 감추기 위해 코 부분만 화장품(파운데이션이나 콤팩트)을 덧발랐으나 완전히 감출 수는 없었습니다.

젊었을 땐 감정 홍조도 있었는데, 나이가 드니 그건 좀 덜한 것 같습니다. 온도 홍조는 지금도 여전한데, 겨울철에는 마스크를 착용하지 않으면 코 부분만 빨개집니다. 화장 안 하고, 마스크 안 쓰고 민낯으로 마트 가는 게 소원이었을 정도입니다.

한의원에 갔더니 얼굴에 열감이 많아 그런 현상이 생긴 거라면서 열을 내리는 한약을 처방했습니다. 물론 조금의 효과도 볼 수 없었습니다. 피부과는 아예 가질 않아서 레이저 시술이나 연고는 접해보지

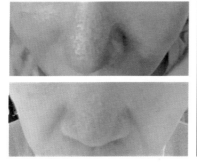
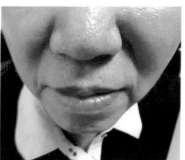

않았어요.

60대에 들어서면서 모든 것을 포기하게 되었습니다.

"이젠 죽을 때까지 이러고 살아야 하는구나."

모든 것을 포기할 즈음 유튜브에서 김성호 박사님 동영상을 보게 되었습니다. 반신반의하면서 상담원과 통화를 하고, 베이비겔을 사용하게 되었습니다. 사무실을 방문해 박사님과 직접 상담도 했습니다.

자미원을 만난 후부터 몇 가지 피부 관리 습관을 바꿨습니다.

① 선크림 사용하지 않기

② 폼클렌저 절대 사용하지 않기

③ 각질 제거하지 않기(예전에는 한 달에 세 번 정도 각질제거제를 사용했습니다)

④ 샴푸 사용하지 않기

⑤ 약속이 있을 때만 화장하고 평소에는 민얼굴로 있기

⑥ 하루 다섯 번 이상 자미원 제품을 바르고, 잠자기 전에는 화장솜

에 베이비겔을 적셔 코팩 하기

올해 5월 말부터 사용했으니 현재 7개월째 접어들었습니다. 오랜 주사비 피부여서 그런지 홍조는 크게 달라지지 않았어요. 다만, 예전에는 코 부분에 기름기가 질척거렸는데 현재는 많이 없어졌습니다. 모공도 조금 줄어든 것 같구요. 아직 평생 스트레스였던 홍조는 해결되지 않았지만, 결국은 해결될 것이라 믿고 열심히 사용해보렵니다.

주사 피부염으로 진단받은 상태에서 희망을 만났어요

양○○
32세 여성 인천 연수구

열한 살 때부터 두피 전체에 심각한 각질이 생겼어요. 참을 수 없는 가려움에 피가 날 때까지 긁어야 했죠. 고등학생 때 병원을 찾았더니 지루성 두피염이라고 하더군요. 얼굴이나 두피에 기름기가 전혀 없는데 지루성이라니 …. 이해가 되지 않았어요. 물론 해결도 되지 않았고요.

두피 가려움과 심한 건조함은 20년 이상 저를 괴롭혔습니다. 서른 살이 지나면서 갑자기 얼굴이 퉁퉁 붓는 현상이 나타났어요. 피부과에 가면 늘 주사와 복용약을 처방해줬습니다. 주사를 맞으면 거짓말처럼 가라앉았어요. 스테로이드 연고를 바른 적은 없었고요.

병원에 가면 의사들은 "이 정도면 얼굴까지 홍조가 되어야 하고, 탈모도 있어야 하는데, 두피를 제외하고는 이상이 없다"며 신기하다고 했어요. 그런데 얼굴이 부어오르면서 좁쌀 여드름이 얼굴을 뒤덮었어요. 얼굴이 붉게 타오르면서 모래가루가 있는 것처럼 거칠어졌고, 너무 가려워 고통스러울 정도였습니다. 얼굴 피부는 좋았던 터라 너무 괴로웠어요.

피부과에서는 지루성 및 건선 피부염과 주사가 함께 온 것이라고 했습니다. 병원 약을 먹으면 거짓말처럼 가라앉았지만, 약 기운은 반

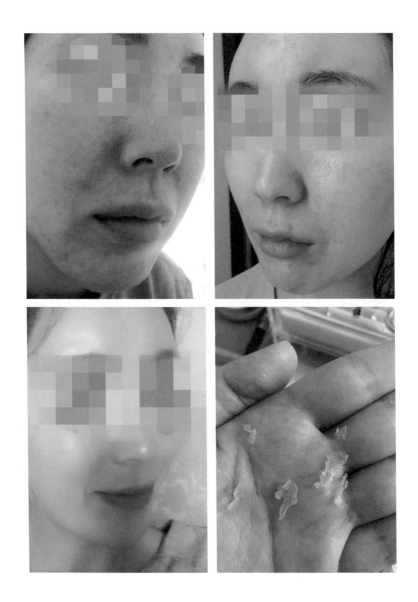

나절만 통했습니다. 저녁 때가 되면 곧바로 스물스물 양볼이 뜨거워지며 좁쌀과 홍조가 올라오곤 했어요.

그런데 자미원을 접하고 이 모든 고통이 끝나가고 있어요. 지금까지 좋다는 값비싼 제품 다 써봐도 해결할 수 없었는데 …. 자미원 제품 사용 3주 차인데, 리바운드 현상도 없이 지나가는 것 같아요. 스테로이드 연고도 제법 사용했는데 말입니다.

가늘어지던 모발도 다시 건강을 되찾고 있어요. 미세한 잔머리가 다시 나고, 머리카락도 두꺼워졌어요. 저도 느끼지만, 주변에서도 알아보네요. 제일 놀라운 건 두피 염증이 모두 없어지고, 가려움이 전혀 없다는 점이에요. 25년 이상 고생했던 두피가 정상으로 돌아가고 있다는 게 신기해요.

두피는 80% 이상 좋아졌습니다. 지금까지 많은 돈 들여 사용하던 제품들보다 정말 몇 배는 효과가 있더라구요. 오른쪽 아래 사진은 두피에서 벗겨지는 각질이라는 비듬 같은 거예요. 막이 씌어 있는 것처럼 가렵고, 매일 두 번은 벗겨내야 시원하지만 피도 나고 통증도 심했습니다. 지금은 아주 듬성듬성 몇 군데만 각질이 있고 저 정도 크기는 아예 없어졌어요. 정말 기적 같은 일이에요.

자미원 헤어비누는 정말 최고예요. 저보단 좀 덜했지만 동생도 두피 각질이 심했는데 말끔히 없어졌어요.

이제 아이도 가져야 하는 입장에서 계속 피부과 약을 먹을 수도 바를 수도 없는데, 자연스럽게 고칠 수 있는 제품을 만나서 너무 감사하답니다.

19일 만에 여드름이 없어지고, 붉어짐도 좋아졌습니다

박○○
26세 남성 대전 대덕구

자미원 제품을 사용한 지 19일째입니다. 다음 페이지 중 왼쪽 사진이 첫날이고 오른쪽이 어제입니다. 자미원 제품을 사용하기 전에는 피부가 푸석푸석하고, 홍조도 약간 있었습니다. 모공도 오른쪽에 비해 크게 보이네요. 저는 베이비 비누로 머리를 감고, 물로 얼굴과 몸을 씻습니다. 그리고 베이비겔을 바르는데 결과는 대만족입니다.

눈썹 사이, 양볼, 코는 항상 붉은색을 띠고 뜨끈뜨끈하며 여드름이 많았습니다. 자미원 제품을 사용한 지 19일이 지난 지금은 단 한 개의 여드름도 나지 않고 있으며, 붉어짐도 전보다 좋아졌습니다. 한 달도 사용하지 않았는데 이 정도면 평생 믿고 사용해도 좋다는 생각이 듭니다. 돈이 전혀 아깝지 않습니다. 정신적으로도 행복한 나날을 보내고 있네요.

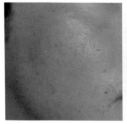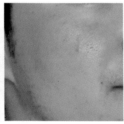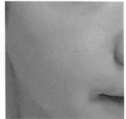

 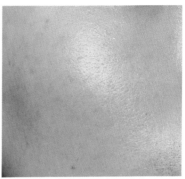

　홍조의 원인은 복잡하고 다양한 게 아니라 무자비한 클렌징과 레이저 시술임을 깨닫게 해주신 김성호 박사님께 정말 감사드립니다. 단순한 피부장벽 원인을 피부과는 혈관 문제라고 하고, 한의원은 몸속 열 때문이라고 하고, 정말 상술이 지나치다는 생각이 들었습니다.

　오랜 고생 끝에 유튜브 보고 알게 된 게 자미원입니다. 교수님 영상을 보면서 저 또한 여러 논문과 학술 자료를 찾아봤더니 교수님 말씀이 맞는 거 같더라구요. 그래서 더욱 신뢰가 갑니다.

피부 재앙의 원인은 클렌저에 있었습니다

양〇〇

33세 여성 경남 양산

30대 초반의 악건성녀입니다. 감사한 마음, 순수한 마음으로 후기를 작성합니다. 1년 전부터 추운 계절만 되면 속당김으로 고생했습니다. 그러다 올겨울에는 극심한 홍조가 찾아오면서 괴로움이 시작되었습니다. 열이 극도로 오르면서 얼굴은 붉다 못해 벌~개졌어요. 피부 모세혈관이 확장되는 그런 난처한 홍조였어요.

피부는 극심하게 당기지, 볼은 열감으로 벌겋지 ㅠㅠ. 피부과에서 스테로이드 처방받고 먹는 약, 바르는 약 모두 다 동원했습니다. 그래도 그때뿐이었습니다.

더 답답한 것은 피부과 의사가 원인에 대해 얘기해주지 않는다는 것이었습니다.

원인에 대해 물어도 알 수 없다며 약만 처방했습니다. 병원을 다녀와도 희망이 보이지 않았습니다.

스스로 답을 찾을 수밖에 없었습니다. 거의 혼자 공부하다시피 이유를 찾기 시작했어요. 그러다 유튜브에서 김성호 박사님 영상을 보았고, 피부 재앙의 원인을 알게 되었습니다. 바로 클렌저로 인한 피부장벽 손상이 원인이었습니다.

뽀독뽀독 씻기는 알칼리성 클렌저를 4년이나 사용했으니 피부장벽이 훼손된 것이지요. 피부장벽이 무너지니 그 어떤 수분크림을 얹어

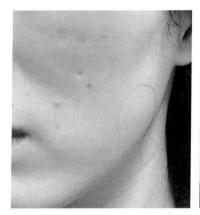
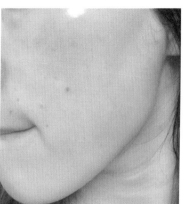

났도 5분도 안 돼 증발하는 느낌이었습니다. 화장품 관련 앱의 랭킹 5위까지 다 써봤습니다. 물론 다 소용 없었어요.

크림을 두껍게 얹어놓고 자도 아침에 극심한 당김으로 잠을 설쳤어요. 속당김만 있는 게 아니었죠. 피부장벽이 없으니까 외부 온도에 너무 민감하게 반응했습니다. 피부가 사막처럼 마르면서 당김이 심해지고, 열감이 폭발했습니다.

유튜브를 본 그날 즉시 폼클렌징을 끊었습니다. 그렇게 물로만 세수하면서 자미원 리셋을 먹고 베이비겔로 스킨케어를 병행했습니다. 정확히 일주일 정도 지나자 홍조가 가라앉았습니다. 속당김은 2주 후 서서히 사라졌습니다.

어찌나 기적 같은지 …. 이제는 베이비겔 바르고 수분크림 아무거나 조금 얹어놓고 화장해요. 그러면 정말 끄떡없습니다! 베이비겔로 수분이 채워지면서 속당김도 완화되고, 홍조도 눈에 띄게 옅어졌어요. 열감은 아예 없구요. 아침에 일어났을 때 광대 쪽이 발그레한 것 말고는 없어요!

박사님께 정말 감사드려요. 그 영상 못 봤으면 아직도 매끈하게 클렌징하면서 비싼 돈 들여 수분크림 사 바르는데도 피부는 쩍쩍 말라가고 있었을 겁니다.

홍조는 물론 검버섯까지 없어졌어요

이○○

66세 여성 광주 남구

젊었을 때도 홍조가 있었어요. 그래도 그렇게 심하진 않아 그냥저냥 지냈고, 홍조로 인해 특별히 피부과 치료를 받거나 약을 바르지는 않았어요. 얼굴에 검은 자국(검버섯?)이 있어 몇 차례 레이저 치료를 했지만 완전히 없어지지는 않더라구요.

그러다 1년 전쯤부터 얼굴이 수시로 붉으락푸르락했어요. 다들 술 먹었냐 묻고, 어디 아픈 거 아니냐고 하더라고요. 여성 호르몬이 줄어들면서 나타나는 현상인가 싶기도 했지만, 어쨌든 한약도 먹어보고 하던 일도 쉬면서 몸을 돌보는 데 신경 썼습니다. 제가 조금 예민한 성격이라 무슨 일이 닥치면 잠을 잘 못 자고 설칩니다.

한약을 먹어보니 효과가 있더라고요. 문제는 그 효과가 지속적이지 않았다는 점입니다. 한약을 먹을 때는 좋았는데 몇 달 지나니까 홍조가 그대로 다시 찾아왔어요.

고민 중에 있는데 지인이 자미원 화장품과 영양제를 추천해주었습니다. 몸과 함께 피부도 개선해준다는 말에 바로 주문했네요.

얼굴의 열감을 식혀주는 듯한 겔이 정말 좋더라구요. 촉촉하고 향도 없는 무공해 화장품을 바르는 것 같았어요. 얼굴이 붉어질 때마다 수시로 바르고 리셋도 같이 복용했습니다. 처음에는 수분감이 살짝 부족한 것 같아 가지고 있는 크림과 함께 발랐어요. 피부의 건조함이

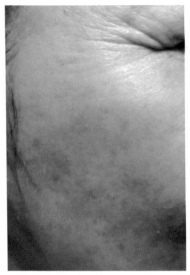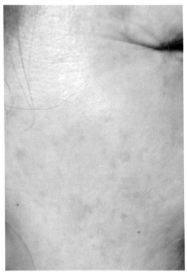

점점 사라지면서 다른 크림을 함께 바르지 않아도 건조함이 느껴지지 않더라고요.

지금도 홍조가 완전히 사라지지는 않았지만, 한번 올라와도 예전에 비해 금방 내려가고 붉은 기도 많이 호전되었습니다. 얼굴의 검은 자국도 살짝 옅어진 것 같습니다. 피부 고민이 어느 정도는 해결된 것 같아요. 사진을 찍어놓고 비교해보니 홍조도 좋아졌지만, 눈가 주름과 얼굴 잡티까지 줄어든 것 같네요. 일석삼조의 효과가 있는 것 같습니다.

탈모병원에서도 샴푸의 계면활성제에 대해서는 말해주지 않았어요

강○○
33세 남성 서울 용산구

'왜 나만 탈모로 고민하고 외모도 이렇게 되는 걸까?'

탈모가 시작되고 인생은 꼬이기 시작했습니다. 병원에 다니면 좋아지겠지라는 생각에 한 달에 거의 30만 원이나 되는 돈을 1년 정도 쏟아부었습니다. 탈모병원에서 알려준 것이 이중으로 하는 샴푸 방법이었습니다. 지금 생각해보면 어이없는 방법이죠.

탈모샴푸도 수분용과 지성용이 있는데 오전에는 수분용으로 수분을 충전해주고, 저녁에는 기름이 많으니 지성용을 쓰면 좋아질 것이라고 했습니다.

처음에는 탈모병원에 희망을 걸었습니다. 이곳에서 관리하면 좋아질 것이라고 믿었습니다. 탈모병원에서는 모낭이 만들어지는 데 3개월, 나오는 데 3개월이 걸려 최소 6개월이 소요된다고 했습니다. 탈모의 원인에 대해서는 말해주지 않았습니다. 정말 각질이 모공을 막아 탈모가 발생하는 줄로만 알았습니다. 그래서 병원에서 하라는 대로 진짜 열심히 관리했습니다.

그런데 시간이 지날수록 유지는커녕 오히려 머리카락이 더욱 많이 사라져갔습니다. 무너지는 희망을 붙잡기 위해 노력했지만, 현실은 절망적이었습니다. 머리카락은 계속 빠지는데, 모발은 자라지 않았

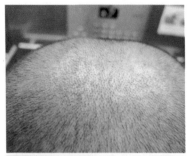

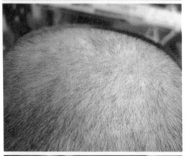

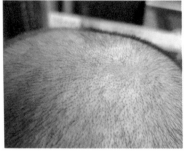

습니다. 결국 탈모병원에 가졌던 희망을 접어야 했습니다.

지금 생각해보면 어이가 없지만, 당시 병원에서는 항상 그나마 병원에 다녀서 이렇게라도 유지하는 것이라고 했어요. 관리를 받지 않으면 더 빠져 심각하게 될지 모른다는 것이죠. 그 말이 너무나도 무서웠습니다. 저로선 방법이 없었어요. 여기서 포기하면 더 빠지고 안 좋아질 것 같아 그냥 울며 겨자 먹기로 병원을 다녔습니다.

그러다 유튜브에서 자미원 영상을 보게 되었습니다. 샴푸의 독성이 탈모의 원인이라는 내용이었습니다. 영상을 통해 탈모의 원인을 알게 되었습니다. 탈모병원에서 알려준 방법들은 오히려 탈모를 유발하는 방법이었습니다. 이 방법으로는 절대로 두피를 건강하게 만들 수 없다는 것을 알고 탈모병원 치료를 과감히 중단했습니다.

김성호 박사님이 영상에서 말씀하신 '비누로 머리 감기'를 행동으로 옮겼습니다. 궁금한 것은 박사님께 물어보았습니다. 샴푸를 쓰면 왜 안 좋아지는지, 두피의 메커니즘은 어떻게 되는지, 두피보호막은 어떻게 만들어지고 유지되는지 등을 알게 되었을 때는 너무나도 신기했고, 한편으로는 어이가 없었습니다.

두피의 각질을 제거하면 좋아질 것이라던 병원의 치료법이 오히려 나한테는 독이 되었다는 것을 알았습니다. 잘못된 샴푸 방법을 치료법이라고 믿고 실천했다는 것을 알고 경악했습니다.

박사님 말씀대로 샴푸 대신 비누를 사용하는 것만으로도 두피는 회복되기 시작했습니다. 진짜 신기하게도 막혀 있던 모근에서 조그맣게 새싹들이 올라오고 있는 것을 보면 너무나도 신기합니다.

이렇게 단순하고, 저렴하고, 좋은 방법을 지금이라도 알게 된 것만으로도 기쁩니다. 이렇게 좋은 정보와 방법 등을 알려주신 박사님께 정말 감사드립니다. 시작한 지 두 달밖에 되지는 않았지만 현저히 좋아진 것을 느낍니다. 부정적인 생각과 절망이 아닌 희망이 가득하고, 기분 좋게 하루하루를 즐기고 있습니다. 두피 건강은 시간이 지날수록 좋아지고, 새싹들은 예전보다 더 튼튼하게 자라고 있습니다. 진짜 신기하고 마음이 뿌듯합니다.

홍조는 열이 솟구치는 것과 상관없더라고요

차○○

31세 여성 광주 북구

저는 방판 화장품을 잘못 사용한 탓에 피부가 네 번 정도 뒤집어졌습니다. 양쪽 볼과 코가 누구한테 얻어맞은 것처럼 빨개서 대인기피증까지 생길 정도였습니다. 한의원과 피부과를 번갈아 다니면서 한 달에 1백만 원이 넘는 돈을 들였음에도 호전되지 않았습니다.

한의원에서는 열이 순환되지 않고 위로 솟구친 것이 원인이라며 체질에 맞는 음식 먹는 것만 강조했습니다. 인스턴트 음식이 아니더라도 고구마, 신 과일, 찹쌀, 전복 등 체질에 맞지 않는 건 입에 대지도 말라고 하더라고요. ㅠㅠ 그렇지만 5개월 동안 철저히 관리했음에도 홍조는 전혀 호전되지 않았습니다.

자포자기하는 심정으로 유튜브를 검색하던 중 김성호 박사님의 영상을 보고 자미원 제품을 접하게 되었습니다. 스테로이드를 장기간 복용했음에도 다른 분들에 비하면 리바운드도 견딜 만한 수준이었습

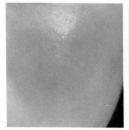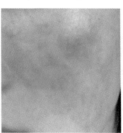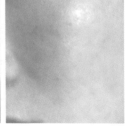

니다. 지금 생각해보면 그나마 식단관리를 해왔던 게 조금은 효과가 있지 않았나 싶어요. 홍조가 100% 없어진 건 아니지만, 적어도 '술 마시고 왔냐', '뭘 그렇게 부끄러워하냐' 등의 말을 듣지 않는 것만 해도 말할 수 없이 기쁩니다.

홍조가 없으니 정말 행복해요

최○○

28세 여성 전북 전주

저는 유튜브에서 박사님을 알게 되었어요. 박사님은 홍조로 고생하고 있다는 제게 물 세안을 제안하셨습니다. 정말 놀랍게도 물 세안을 한 지 2~3일 만에 홍조가 사라졌습니다.

홍조가 생긴 지 한 달이 채 안 되어서 그랬던 것 같기도 해요. 홍조가 없으니 정말 살 만했어요.

그런데 문제는 리바운드였어요. 그전에 홍조 때문에 찾았던 피부과에서 스테로이드제를 처방해주지 않아 스테로이드 연고를 바르지는 않았어요. 박사님도 리바운드는 없을 거라고 하셨습니다.

그런데 지난 1월에 피부염 때문에 한 달가량 고생했는데, 그때 스테로이드 연고를 2주 동안 발랐던 기억이 났습니다. 다만, 10월이 되기 전까지 눈에 띌 만한 부작용이 나타나지 않았기 때문에 문제 없을 것으로 생각했어요.

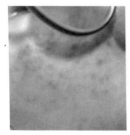 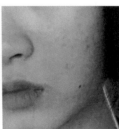 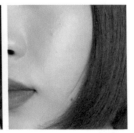

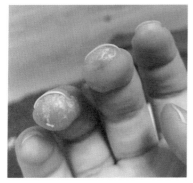 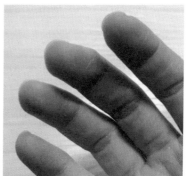

혹시 그것 때문이었을까요? 얼굴에 수포가 나타나기 시작했습니다. 물 세안을 시작한 지 하루가 지나자 좁쌀 같은 것이 올라오더니 다음날 양쪽 볼에 수포가 다닥다닥 붙어 있었어요. 수포는 보기 흉하고 간지러웠지만 불덩이처럼 뜨거운 홍조에 비하면 참을 만했습니다.

1주가 지나자 아주 조금 나아졌습니다. 그 후 베이비겔을 사용하고서 2주가 지났습니다. 베이비겔을 사용하니 확실히 좋아지는 속도가 빨라졌어요. 툭 튀어나왔던 수포들이 누그러들고 밀집되어 있던 것도 어느 정도 줄었어요. 리바운드가 바로 좋아지지는 않았고, 볼에만 있던 수포나 좁쌀들이 미간과 턱까지 조금 확산되기도 했지만, 전체적으로는 확실하게 줄어들고 있었어요.

손가락에는 한포진이 있었습니다. 면역력이 약해지면 꾸준히 재발하는 질환이라고 생각했습니다. 박사님 말씀을 듣고 보니 그 또한 스테로이드가 원인임을 알게 되었습니다. 손가락에도 스테로이드를 바른 적이 있었으니까요. 가만히 있어도 손가락 껍질이 자꾸만 떨어지면서 피가 나고 물이 닿으면 따끔거려 스테로이드 연고를 발랐어요. 그러나 베이비겔을 사용하면서 한포진까지 금방 치료되는 효과를 볼 수 있었어요. 무엇보다 가장 좋은 건 한포진 재발이 안 된다는 사실이에요. 옛날에는 거의 몇 달에 한 번씩은 재발했는데, 지금은 1년째 재발될 기미도 보이지 않고 있어요.

박사님께 감사드리고 싶어요. 박사님의 조언을 따라 하면서 몸의 변화를 느꼈고, 모든 현상이 치유의 증거라는 것을 알았어요. 정말 감사드립니다.